VOYAGE MÉDICAL

EN ITALIE,

PRÉCÉDÉ

D'UNE EXCURSION

AU VOLCAN DU MONT - VÉSUVE, ET AUX RUINES
D'HERCULANUM ET DE POMPEIA.

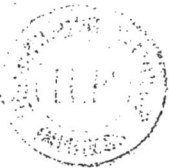

VOYAGE MÉDICAL

EN ITALIE,

FAIT EN L'ANNÉE 1820,

PRÉCÉDÉ

D'UNE EXCURSION

AU VOLCAN DU MONT-VÉSUVE, ET AUX RUINES D'HERCULANUM ET DE POMPEIA ;

Par le Docteur Louis VALENTIN,

Chevalier des Ordres de St.-Michel et de la Légion d'Honneur, Membre du Conseil municipal de Nancy et de plusieurs Sociétés savantes d'Europe et d'Amérique

> Rien pour l'observateur n'est muet sur la terre;
> L'univers étonné devient son tributaire,
> S'élancer au hasard, tout voir sans rien juger,
> C'est parcourir le monde et non pas voyager.
> DE MILLEVOYE.

A NANCY,

DE L'IMPRIMERIE DE C.-J. HISSETTE,
rue de la Hache, n° 53.

1822.

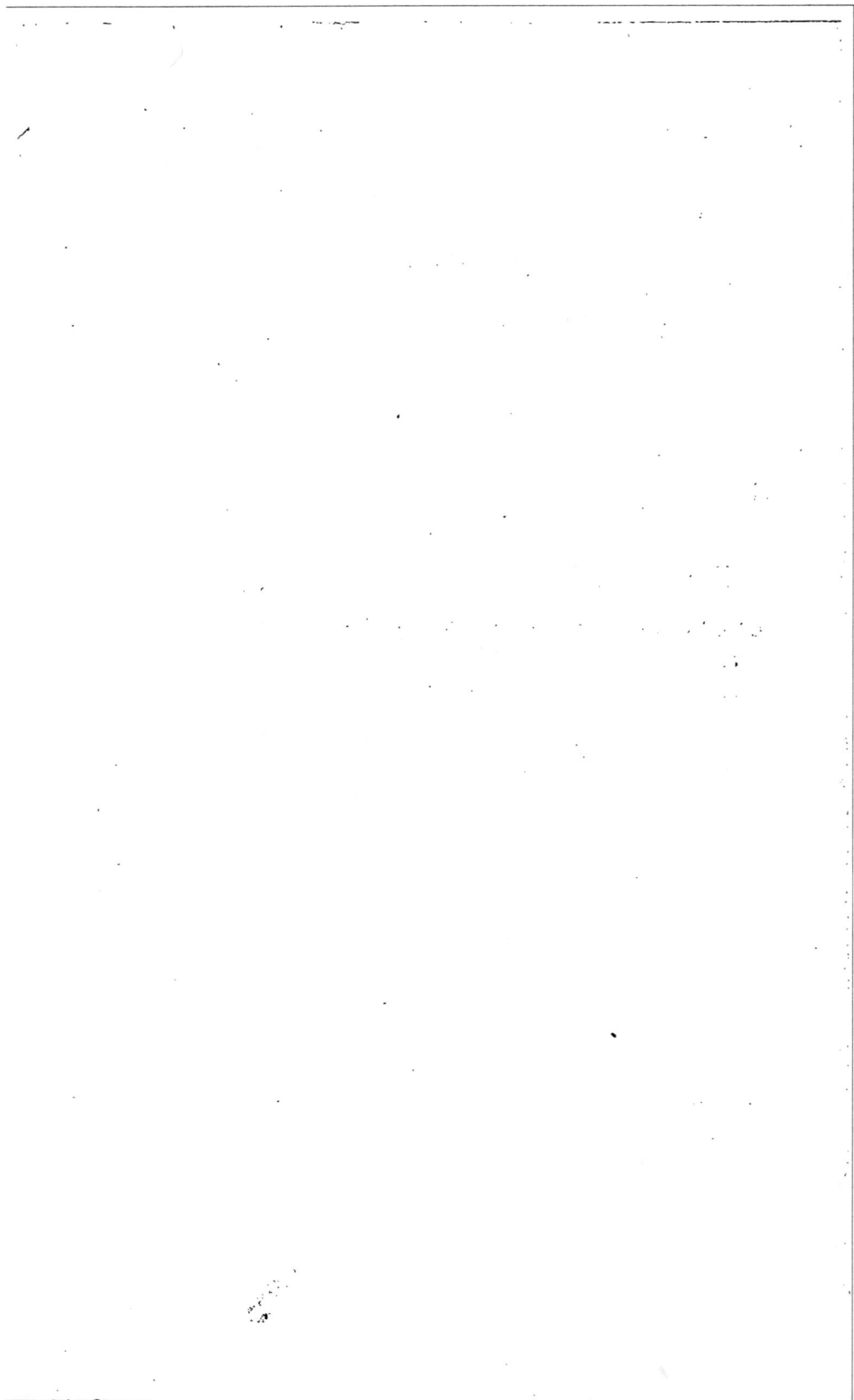

EXCURSION

AU VOLCAN DU MONT-VÉSUVE, ET AUX RUINES
D'HERCULANUM ET DE POMPEIA.

Ayant formé le projet d'un voyage en Italie, tant
pour ma santé que pour observer l'état actuel de la
médecine, je fus instruit que la dernière éruption du
Vésuve, commencée au mois de décembre 1819, continuait en avril 1820. Je résolus d'aller jouir de ce grand
phénomène en débutant par visiter le midi de la Pé-
ninsule. Je m'embarquai à Marseille et j'arrivai à
Naples à la fin du mois de mai. Après dix jours de
navigation, nous entrâmes dans le golfe avant le
coucher du soleil.

Après avoir passé le cap de Misène, la baie de Pouzzole, l'île de Nisita, où les vaisseaux font la quaran-
taine, et le promontoire du Pausilype, nous rangeâ-
mes sur la droite, et de très près, les îles d'Ischia et
de Procida; elles sont à cinq lieues de la capitale:
l'étendue du golfe est d'environ trente lieues. On jouit,
à mesure que l'on y avance, d'une des vues les plus
délicieuses qui soient au monde. On voit sur la gauche
le mont Pausilype couvert de verdure, s'étendant
jusqu'à Naples, et au pied duquel sont situées, sur le
bord de la mer, un grand nombre d'habitations. A
droite et à l'extrêmité de l'arc, on découvre l'île de
Capri; dans le fond et à gauche la ville de Naples,

qui est la troisième de l'Europe pour la population, et la première par sa position, ses sites riants
d'une part et terribles de l'autre. Une partie est située
en amphithéâtre, dominée par le fort St.-Elme et par
l'élévation nommée *Vomero*, qui est la continuation
du Pausilype. Dans le fond, à droite et à près de trois
lieues de Naples, on aperçoit le sommet du Vésuve,
vomissant des tourbillons de fumée noire, épaisse et
formant de longues traînées qui se perdent dans le
lointain : pendant la nuit, ce sont des flammes lorsqu'il est en éruption. A la droite de cette montagne
est celle de la Somma qui, comme l'autre, a une
forme pyramidale, mais sa hauteur est moins élevée.
Elles sont unies par la base dont on estime la circonférence totale à dix lieues.

Depuis Naples (l'ancienne Parthenope) jusqu'à
Portici, située au pied de la montagne du Volcan,
beaucoup de maisons et de jardins couvrent la campagne et semblent, avec St.-Jean, réunir ces deux
villes : celles qui suivent sur le golfe, sont *Torre del
Greco*, *Torre della Nunziata*, et *Castel la Mare*.
Cette dernière, où l'on construit les vaisseaux, est
bâtie au pied de montagnes couvertes d'arbres. Telle
est la scène pittoresque du golfe.

Je passai la nuit à bord du navire dans la rade : je
la consacrai à observer les explosions de ce volcan,
détruisant et reproduisant à la fois, et l'écoulement
de la lave incandescente : celle-ci partait du flanc
occidental de la montagne, environ vers ses trois quarts
supérieurs, et son courant se dirigeait du côté de la
Torre del Greco, presqu'en face du lieu où nous

étions. La flamme sortait du sommet par intervalles de cinq à huit minutes ; quelquefois elle était environnée d'étincelles brillantes, pétillant comme dans les compositions d'artifice.

On sait que la première éruption du Vésuve, ou celle qui, mal à propos, a passé pour telle, a eu lieu en l'année 79, la première du règne de Titus. Pline le jeune, dans ses lettres à Tacite, a transmis à la postérité les désastres inouïs de cette horrible catastrophe, dont son oncle a été la victime, et dans laquelle trois villes furent ensevelies. Depuis lors, on compte trente-cinq éruptions remarquables. Le plus long intervalle a été de 1306 à 1500 ; c'est à dire, que le volcan a conservé une parfaite tranquillité pendant près de deux siècles. Depuis vingt-six ans, il a été trois fois en éruption avec écoulement de lave. La continuation de la dernière était encore favorable pour satisfaire la curiosité d'un observateur ; j'en saisis l'occasion.

Dans la nuit du 4 au 5 juin, j'ai monté à la bouche d'où sortait la lave et au sommet du volcan. J'étais en société avec quatre Français. Nous partîmes à onze heures de Résina qui ne forme qu'une ville avec Portici ; nous y avions fait retenir des guides et des montures : des torches allumées nous précédaient. Nous arrivons à l'ermitage où nous passons quelques minutes. Nous continuons notre route pendant près d'une demi-heure, puis nous mettons pied à terre. J'ordonne aux *Ciceroni* de nous conduire d'abord à la source de la lave ; c'était notre marché. Grands débats ; refus de commencer par cet examen à cause des difficultés,

mais promesse d'y venir de jour en descendant du cratère. J'insiste fortement, parce que tout l'intérêt
du spectacle n'est que de nuit, et que la lave cou-
lante paraît lumineuse. Je promets d'augmenter le sa-
laire ; on obéit. Nous sommes donc obligés de dévier
de la direction ordinaire, à travers des monceaux
d'anciennes laves qui augmentent les obstacles, et
dont les fragments roulent sur nos jambes. Malgré un
long bâton qui servait à m'appuyer, je ne pus éviter
la fréquence des chutes, qu'en me tenant à une corde
attachée à la ceinture de mon conducteur.

Arrivés au premier but, nous découvrons sur la
montagne, à l'ouest, un torrent de lave bouillante.
En approchant, la chaleur de l'air augmente d'intensité ; nous sommes sur le bord de l'abîme. Un fleuve
de feu coulant très lentement, d'un éclat brillant et
redoutable, nous frappe d'horreur et d'admiration;
c'est l'un des plus imposants et des plus majestueux
spectacles de la nature. Placés à sa source, entre des
crevasses brûlantes où nous ne posons nos pieds qu'a-
vec peine, nous estimons qu'il parcourt au delà de 150
toises, et qu'il a douze à quinze pas de largeur. Des
pierres de lave froide, jetées sur son lit, y sautent et
passent de l'autre côté. Si l'on se place au dessus de la
source de la coulée, on aperçoit çà et là un très grand
nombre de fissures lumineuses, ce qui donne à ces
feux une largeur de trente à quarante toises. Lorsque
nous introduisons nos bâtons dans ces crevasses, ils
s'enflamment à l'instant.

La lave, comme de la matière vitreuse en fusion,
remplissait exactement le puits triangulaire d'où elle

sortait boursouflée. Elle fesait entendre, dans son cours, un bruissement, effet du dégagement du calo-rique et des gaz. Elle exhalait de la fumée avec une légère odeur sulfureuse. Heureusement que, situés au vent, nous n'en éprouvions pas les inconvénients. Nous enlevâmes de cette matière avec nos longs bâtons, comme les verriers enlèvent la matière de la fournaise pour lui donner la forme. J'essayai, mais en vain, d'y faire des empreintes : son défaut de liaison empêcha cet effet. Elle avait alors l'apparence de sco-ries. On y parvient facilement par la compression en-tre deux plaques métalliques, où l'on a fait graver ce que l'on veut imprimer à la substance pâteuse qu'on y a placée. J'ai mis une pièce de monnaie dans une portion de lave puisée à la bouche du courant; je l'y ai maintenue en recouvrant ses bords : on l'y voit maintenant comme enchâssée.

Après avoir contemplé ce tableau pendant plus d'une demi-heure, nous continuons à monter. Nous nous hâtons, par une marche oblique excessivement pénible, d'arriver à la cime avant le jour. Nous attei-gnons un reste de l'ancien cratère : la presque totalité était remplie par de nouvelles éjections sablonneuses, formant le cône actuel, dont le sommet vomissant des flammes et quelques petites pierres, était à environ trente toises au-dessus de nos têtes. L'aurore com-mençait à paraître. En traversant cette excavation peu profonde, d'où la fumée sulfureuse sortait sous nos pieds, et dont le sol était chaud, je découvre à la lueur des torches, du soufre et du sel. Mon guide me conduit vers un lieu où il y avait un peu d'eau dans deux restes de vases de terre brisés. C'était le résultat d'une condensation des vapeurs volcaniques, par les débris d'une appareil de cannes de roseaux, enfoncées dans les sables d'une fumerole, qu'un chimiste espagnol, Mr de Gimbernat, avait établi. Cette liqueur, que je goûtai, était acide et fort âcre. Je donnerai les détails du procédé. C'était le premier essai de ce genre, sur une telle montagne aride et brûlée.

Près d'atteindre le dernier but de notre voyage, les difficultés augmentent. Nous n'étions plus qu'à douze ou quinze toises du nouveau cratère : pour y arriver, il s'agissait de gravir le reste d'un cône escarpé, tout composé de sable noirâtre et mouvant, au sommet duquel était la bouche du volcan. Chaque éruption change l'étendue et la conformation du cratère, dont l'ouverture est une sorte d'entonnoir. Nous reprenons haleine sur un petit plateau solide, où il y avait des soupiraux fumants.

Là on met en question si nous pouvons hasarder d'aller, sans danger, jusqu'au bord du précipice. Nous calculons pour notre départ, l'instant qui suivra immédiatement celui de l'explosion de la flamme. L'intervalle des explosions était alors de douze à quinze minutes, et quelquefois au delà.

Nous nous élançons sur le cône où nous enfonçons jusqu'à mi-jambe. Voulant faire un pas pour monter ; nous en reculons deux. Je me cramponne à la ceinture de mon guide, et j'aborde le volcan. Nous en trouvons l'ouverture irrégulière : un sol incertain et presque brûlant augmente le danger. Un vent frais s'élève, et nous sommes couverts de sueur. Mais à peine avons-nous pu donner un coup-d'œil à l'entrée de ce gouffre épouvantable, qu'une vapeur sulfureuse, suffocante nous accable. Nous ne parlons plus : nous ne pouvons plus nous appeler ; nous sommes menacés d'être asphyxiés. J'éprouvais une irritation dans les yeux. Il me semblait que mes poumons étaient étroitement serrés dans toute la circonférence de la poitrine, et qu'après avoir inspiré, les puissances expiratrices étaient en défaut. Ces sensations ne me laissant plus de doute sur les conséquences, j'essayai de m'éloigner. Déjà les forces commençaient à me défaillir. Mon guide, que je tenais encore par la main, quoique courbé d'un pas devant lui, m'entraîna promptement au bas du cône, et en un instant nous nous retrouvâmes sur le petit plateau où nous avions fait la dernière halte.

Les fonctions respiratrices étant rétablies, j'examinai sur ce lieu, six soupiraux d'où sortait de la fumée. Ils communiquaient avec l'abîme du volcan, dont la profondeur est incommensurable. J'y jetai de grosses pierres ; mais je n'entendis aucun bruit. Les fragments de lave froide que l'on voit disséminés aux environs, sont couverts d'effloressences blanchâtres : ce sont des muriates de soude et d'ammoniaque.

Notre élévation à 3,600 pieds, ou selon quelques uns, à 1198 mètres, nous procurait la jouissance d'un horizon fort étendu, et de la plus agréable perspective. Le jour alors était plein et très beau. Nous redescendîmes par un lieu extrêmement rapide, tout formé de cendres, dans une étendue de soixante à quatre-vingts toises, jusqu'à la région des laves. Peu après, nous retrouvâmes nos montures et leurs gardiens qui nous attendaient. La première plante que l'on rencontre dans cette descente, est l'*arthemisia procera.*

Dans aucune partie du monde je n'ai fait une excursion aussi pénible ni aussi fatigante. Nous retournâmes faire une halte et nous réconforter à l'ermitage.

Je repris le registre qu'on nous y avait déjà présenté dans la nuit, et dans lequel les voyageurs au Vésuve inscrivent leurs noms : les uns y ajoutent des vers, les autres des réflexions philosophiques. On y trouve le procédé du Chimiste espagnol pour recueillir l'eau dont les principes sont fournis par le volcan : en voici la copie.

Premier établissement d'une fontaine d'eau potable, au sommet du Vésuve.

« Le 4 décembre 1818, j'ai établi sur le cratère un appareil par lequel, en condensant les vapeurs du Vésuve, j'ai obtenu une quantité d'eau considérable, laquelle est claire et potable, sans soufre, sans acide, sans alcali; elle ne contient non plus ni sels ni terre; mais d'après un goût gras qu'on y reconnaît, il semble que cette eau contient quelque matière animale. Aujourd'hui, 8 janvier 1819, j'ai rétabli la fontaine vésuvienne, au milieu de la région du feu, avec des tuyaux de verre, en place de ceux faits avec des tuyaux de cannes dont je m'étais servi dans une première opération. J'ai fait ce changement pour n'avoir aucune incertitude sur la nature de l'eau obtenue par la condensation des vapeurs volcaniques.

Je laisse sur place mon appareil, afin que les phy-
siciens qui visiteront le Vésuve puissent se procurer
facilement de cette eau et l'examiner. Sa connaissance
peut conduire à éclairer la théorie volcanique.

Tandis que les vapeurs des fumeroles du cratère
n'ont aucun acide, celles dégagées des laves incandes-
centes, ont tant d'acidité que j'ai obtenu une belle
teinture rouge, en y exposant des étoffes teintes en
bleu de girasol.

Le 31 juillet 1819, j'ai établi un autre appareil sur
une autre fumerole qui a produit, au lieu d'eau pure,
une eau chargée d'acide muriatique. Ces deux résultats se trouvent à quelques toises de distance.

Il est à souhaiter qu'on s'empresse d'assurer aux
pélerins du Vésuve la continuation de ce bienfait, par
une construction plus durable que celle des instruments fragiles établis pour faire un essai ».

Signé à l'original : C. De Gimbernat, de Barcelone, en
Espagne, Conseiller de S. M. le Roi de Bavière.

Mr Breïslak, qui a eu la direction temporaire de
soufre et d'alun à la solfatare, y avait déjà transformé
en fontaine l'une des principales fumeroles de cet ancien volcan : l'eau abondante qui en résultait, et qui
contenait un peu d'acide sulfurique, servait à la fabrique de l'alun.

La descente du Vésuve intéresse les naturalistes,
particulièrement les géologues. On trouve divers produits volcaniques, des ponces, des laves anciennes et
modernes, des sels, du soufre et plusieurs résultats de
la sublimation; des pierres même, lancées dans les

secousses éruptives sans avoir subi d'altération, les unes calcaires, les autres contenant des particules minérales et métalliques. Le plus communément on trouve dans les laves lithoïdes du fer, des cristaux tels que du feld-spath, du mica, du piroxène, du péridot. On croit être assuré que ces cristallisations sont formées après coup et n'ont point éprouvé de fusion comme les roches dans les volcans. En dernier lieu, on a recueilli du fer sulfaté et muriaté, qu'on tirait auparavant du Pérou. J'ai vu ces deux substances, provenant du Vésuve, dans les vastes salles de minéralogie de l'université de Naples, dont la direction est confiée à M^r le professeur Tondi.

Il n'est point de lave plus variée que celle du Vésuve, seul volcan sur le continent, parmi les quinze actuellement brûlant en Europe. Il y a cinquante ans que le chevalier Hamilton en a rassemblé quarante espèces différentes, tandis qu'à peine avait-on pu en obtenir douze variétés sur l'Etna : Brydone en avait fait mention. Mais dans la suite, Dolomieu y a compté vingt-cinq variétés, seulement de laves porphyriques. Les progrès de cette science nouvelle qu'on nomme géologie, les travaux de Patrin, de Faujas de St.-Fond, de Dolomieu, de Fleurieu de Belle-Vue, de Breislack, de Cordier en ont augmenté le nombre, et ont donné sur l'origine et la nature des laves, une solution plus ou moins satisfaisante.

La lave du Vésuve est aussi difficile à décrire, que le sommet d'une montagne ignivome. Elle varie autant que l'air, m'a assuré Mr Tondi ; elle ne peut former une espèce *sui generis*.

Les volcans vomissent aussi quelquefois de l'eau.
Il ne m'appartient pas de donner ici l'explication des
causes de leurs éruptions, ni le grand rôle que joue
la force expansive de ce fluide, soit qu'il ait pour
agents le calorique, ou le fluide électrique. Il suffit
de reconnaître que tous les volcans ont une communication, ou avec la mer, ou avec des lacs, ou
des réservoirs souterrains. Il en est même dans le
royaume de Quito, au Pérou, d'après le rapport
de Mr de Humboldt, qui ont lancé des poissons vivants, provenant d'eau douce, avec une énorme quantité de boue argileuse, jusqu'à la hauteur de 2,600
toises au dessus de la mer : tels sont le *cotopaxi*,
l'*imbarbura*, le *tangurahua* et le *saugay*.

En achevant la descente du Vésuve, vers Résina,
on remarque, surtout vers la droite, de riches cultures,
des vignobles, une belle végétation ; mais sur la gauche,
on découvre les coulées divergentes et aglomérées des
laves des dernières éruptions, et en partie le terme
de leur marche destructive : elles couvrent des terrains
immenses ; leur vue afflige la pensée. La campagne et
les jardins de *Torre del Greco* sont comblés de blocs
d'une lave noirâtre de la terrible éruption de 1794, si
bien décrite par Mr Scipion Breislack, que j'ai eu
l'avantage de connaître à Milan, où il est inspecteur
des salpêtres. Ce savant physicien était dans la rade
de Naples lorsqu'il a observé les effets de cette catastrophe, précédée par des tremblements de terre. La
ville de *Torre del Greco* fut entièrement brûlée pour
la septième fois, et ses 15,000 habitants se trouvèrent
sans asile. En 1806, un huitième incendie, par une cou-

lée de lave, en a détruit le milieu. Cette coulée tra=
versa la route et s'étendit, comme celle de 1794;
jusqu'à la mer.

Passons maintenant aux résultats de l'excursion
que j'ai faite dans les ruines des deux villes.

Lors de la terrible et fatale éruption du Vesuve,
le 24 août 79 de l'ère chrétienne, les villes d'Herculanum, de Pompeia et de Stabia furent ensevelies
sous des monceaux de matières volcaniques. Ces substances vomies étaient en si grande abondance, que
les trois villes disparurent et furent oubliées pendant
près de dix-sept siecles.

Résina et Portici sont bâties sur Herculanum : le peu
qui reste de celle-ci, ce qu'on en a extrait par les fouilles ayant été publié, ou devant l'être bientôt, je n'en
donnerai qu'une esquisse. Des habitants de Résina
creusant un puits en 1689, commencèrent à trouver
quelques fragments et des inscriptions.

En 1720, Emmanuel de Lorraine, Prince d'El-
beuf, ayant besoin de marbre pour son *casino* de
Portici, fit creuser sur les côtés de ce puits : on y
trouva plusieurs statues. En 1738, ces fouilles furent
continuées par ordre de Charles III. On y découvrit
des choses précieuses, tels que bronzes, marbres,
peintures, sculptures, médailles, inscriptions, *papyri*,
instruments des arts, etc. Toutes ces choses ont été
portées au musée Bourbon à Naples. Ainsi, un Prince
Lorrain a été la cause occasionnelle d'importantes
découvertes.

Le théâtre est le seul monument que l'on voie dans
les ruines d'Herculanum. Il est d'une bonne architecture

grecque, décoré d'une belle façade et de colonnes de marbre. On l'a comparé, avec raison, au théâtre olympique de Vicence, chef-d'œuvre de Palladio. Sa circonférence extérieure est de 290 pieds, et celle de l'intérieur de 230. Il y avait vingt-un gradins ou *sedini* pour les spectateurs. Ils ont une forme sémi-circulaire. On pénètre à ce monument par un souterrain dont l'entrée est du côté de la mer. On y arrive avec des flambeaux. On parcourt des corridors taillés dans les laves; on parvient, à gauche, dans une chambre éclairée par un large puits revêtu en pierres d'environ quarante pieds de hauteur. Ce soupirail éclaire assez bien une partie du théâtre. Il communique en haut avec la ville nouvelle.

Dans le corridor à droite, on aperçoit, sur une paroi, l'impression d'une grande face humaine faite dans la lave; on prétend qu'elle est l'effet d'un masque enfoui par hasard. Il n'est donc pas vrai qu'Herculanum ait été enseveli par des cendres ou par des sables, comme Pompéi, ainsi que des voyageurs l'ont publié. Certes, je me suis bien assuré que des courants de lave y ont pénétré et ont couvert la ville. On rapporte même que depuis la première époque il y a eu cinq autres couches de la même matière; que le tout a formé une élévation épaisse de quatre-vingts palmes ou soixante pieds, et que Portici est bâti sur le courant nommé *Granatello*, provenant de l'éruption de 1037. D'après cela, comment se fait-il que, tout en blâmant avec raison *des gens qui écrivent au hasard*, on ait répété (*nouv. diction. d'hist. natur.*, *tome* 17, *page* 371), qu'Herculanum a été couvert

2.

d'une épaisseur de cent pieds de cendres du Vésuve?

On distingue facilement autour du théâtre, les impressions faites par les outils, en taillant dans ces carrières de lave. Les rouleaux de papyrus, trouvés dans une maison, ont été mieux conservés par cette matière que par les sables volcaniques. La lave pâteuse et brûlante qui les a enveloppés, n'a guère charbonné que l'extérieur; tandis qu'à Pompéia, ils étaient en charbons et indéchiffrables.

Les habitants avaient eu le temps de s'enfuir et d'emporter les choses les plus précieuses. A peine a-t-on trouvé 12 squelettes dans Herculanum : on en a trouvé dix-neuf dans la seule maison de Diomède, à Pompéia. On a cessé toute recherche ultérieure dans la première ville. On a comblé les autres excavations qu'on avait faites, pour ne pas endommager les constructions qui sont au dessus.

Avant de quitter ces lieux, je devrais parler du musée attenant au palais de Portici, dans lequel on a rassemblé exclusivement les peintures à fresque les plus remarquables, tirées des villes ensevelies. J'y ai fait exprès une visite particulière afin de les examiner, ainsi que l'intérieur du palais du roi, les jardins, et plus loin, sur la route de *Torre del Greco*, un autre palais nommé la *Favorita*. Il suffira de dire que ces peintures antiques de l'école d'Athènes, très bien conservées, composent une immense collection renfermée dans dix chambres; qu'on les a enlevées avec beaucoup d'art aux murs des appartements, en sciant le crépi derrière une espèce de stuc, et qu'on les a ensuite replacées sur de la toile et sur du bois.

Parmi ce nombre prodigieux de sujets, j'ai remarqué une Didon de la hauteur d'environ trois pieds, tenant levée, dans ses mains jointes à demi, une épée dans son fourreau : elle est dans l'attitude de la réflexion et de l'indignation. Un autre tableau, représentant Thésée qui a vaincu le Minotaure, ayant près de lui Ariane et des enfants qui le caressent, et lui expriment leur reconnaissance pour les avoir délivrés du monstre. Hercule, son fils Télaphus, allaité par une gazelle, et Flore, à côté d'Hercule. Dans le même endroit, Pilade, Oreste, Iphigénie et autres personnages du sacrifice d'Oreste. Ailleurs, on voit encore trois belles têtes en albâtre, Sénèque et deux femmes ; enfin quelques ossements provenant d'Herculanum.

Plusieurs appartements du palais, richement décorés, sont pavés de superbes mosaïques trouvées à Herculanum et à Pompéi. Toutes les autres productions des arts, celles que l'on continuait à exhumer de la dernière ville, forment l'admirable collection des *Studi*, ou Musée de Naples.

Pompeia ou *Pompeï*, située dans une plaine au pied et au sud-ouest du Vésuve, à quatre lieues de Naples, a éprouvé le sort d'Herculanum. Elle a été couverte d'une pluie de sables et de petites pierres mêlées d'eau vomis par le volcan. Des ponces et quelques morceaux de lave furent lancés et dispersés par les mêmes explosions ; mais aucun courant de cette matière n'y a pénétré comme dans la ville précédente. J'ai rapporté un fragment de pierre-ponce que j'ai trouvé à l'entrée du temple d'Isis, des substances pulvérulentes volcaniques et des portions de mosaïques mais, dans les lieux que l'on fouillait, sur les déblais et divers monceaux sablonneux, je n'ai pas aperçu une seule lave.

Les ruines de Pompéia sont extrêmement intéres-santes ; elles étonnent d'autant plus, qu'on peut par-courir à son gré plusieurs rues, entrer dans les mai-sons, contempler les monuments d'une cité qui, après tant de siècles, recouvre la lumière, et qu'elle est la seule en Europe offrant un tel aspect. Ces solitudes font naître certaines émotions ; l'on ne peut s'y dé-fendre d'une sorte de mélancolie,

Environ la moitié de Pompéia est découverte par les nouvelles fouilles qu'on y a faites et que l'on con-tinuait. On y arrive, par deux endroits, sur un ter-rain plat et ouvert. A la première entrée, dont la porte est confiée à un gardien qui m'a accompagné dans tous les lieux remarquables, on voit un grand nombre de maisons sans couvert, sans étage et des colonnes. On peut juger que cette ville était assez considérable. La portion qui reste à fouiller et à dé-blayer est couverte de quinze et vingt pieds de sa-bles volcaniques. On traverse une partie de ce terrain planté de vignes et d'arbres, l'espace d'un tiers de mille, pour aller à l'amphithéâtre situé hors de la ville : ce beau monument, qui était pareillement comblé et couvert, a une forme ovale ; il est pres-qu'entier et pouvait contenir 40,000 personnes. L'a-rène seulement a 77 pas de longueur et 48 de largeur. Il y a, dans les corridors du bas, vingt *vomitorii*, et dans ceux du haut quarante-deux pour entrer et sor-tir. On y compte vingt-six rangs de *sedini* ou gra-

dins. Ceux du bas et les plus près de l'arène sont en
marbre : ils étaient destinés aux principaux personnages.

Les maisons les plus considérables ressemblent
à des couvents. On y entrait par un portique.
Les appartements des maîtres se distinguent de ceux
des serviteurs. Chaque chambre de ceux-ci est
petite et a une seule porte sans communication.
Le logement du maître est ordinairement entre la cour
et le jardin : la cour offre plusieurs portes d'entrée,
et souvent une colonnade comme un cloître. Les plus
remarquables sont les maisons de Caïus, de Salluste,
de Polybe, de Svettius, de Julius Priscus, de Julius, duumvir, d'Allaric, de Sabinus, de Marcellus,
de Fortunata, et hors de la porte de la voie herculéenne, celle de Diomède, ami de Cicéron.

Celle-ci était grande, composée de plusieurs corps
de logis, chaque chambre n'ayant qu'une porte, et
d'un jardin formant un carré long, dans le milieu duquel on voit qu'il y avait un jet d'eau. Sous ce jardin
étaient des appartements, des portiques et des magasins pour des provisions. J'ai encore vu, dans le pour-
tour des portiques inférieurs, qui sont éclairés et près
des murs, des amphores qu'on a laissées dans la situation où on les avait placées : elles étaient remplies de sable
noirâtre volcanique. Ceux de ces vaisseaux de terre qui
sont restés fermés par leur bouchon, soit dans ce
lieu, soit dans d'autres maisons, avaient contenu du
vin ou de l'huile, ce qu'on a pu distinguer par le ré-
sidu : on en a porté au musée de Naples.

C'est dans cette espèce de cloître souterrain que

s'étaient retirées des femmes de la maison pendant les éjections du volcan qui les y ont englouties. On y a trouvé dix-sept squelettes , et deux au rez-de-chaussée.

En 1763 et 1764, on avait déjà découvert dans le camp des soldats, des colomnes , des portions de squelettes et des ceps pour les mains ou les pieds , d'où l'on a conclu que des prisonniers y avaient péri.

Les corps de garde en pierres , au dehors et près de la porte de la voie herculéenne, que l'on a confondue avec une portion de la voie appienne , sont assez bien conservés. Il en est de même des boutiques de marchands qui sont adjacentes. Cette porte, de même construction, et opposée à celle par laquelle je suis entré , se fermait de haut en bas comme la vanne d'un moulin. Il n'est pas plus vrai qu'on y ait trouvé , dans une guérite, le squelette d'un soldat armé de sa lance , qu'un tiroir plein d'argent dans le comptoir d'un cabaret , etc. , ainsi qu'un anglais vient de le publier. Ce sont autant de fables débitées à de crédules voyageurs , par d'ignorants et cupides *Ciceroni*. Mais il est vrai qu'on lit des inscriptions très bien gravées sur le marbre blanc qui recouvre des tombeaux : plusieurs étaient destinés séparément à des enfants.

Les principales maisons de Pompéia étaient pavées en mosaïques : un grand nombre offre ces ornements aux curieux. On n'y voit aucun ouvrage en bois , toute substance de cette nature ayant été détruite ou entièrement charbonée.

On observe avec intérêt , non loin de la porte en pierre , une maison où était une boulangerie , dans la

tour de laquelle sont quatre meules à bras, ressem‑
blant à un sablier horaire, et ayant servi à moudre le
grain : un four y est annexé ; une maison pour fabri‑
quer le savon ; une autre où l'on vendait des bois‑
sons ; ici l'on voit en relief, au dessus d'une porte,
la figure d'une chèvre qui fait présumer que l'on y
vendait du lait ; là, une maison de statuaire avec des
chambres peintes ; celle d'une académie de musique
où sont peintes sur les murs les sept Muses. Partout,
l'intérieur des appartements est revêtu d'une sorte de
stuc coloré, sur lequel sont des peintures à fresque qu'on
ne peut effacer par les lavages. Tantôt ce sont des sujets
mythologiques ; les Dieux de l'Olympe ; d'autres fois
des danses, des fleurs, des animaux, des chasses.

En 1819, on a découvert une maison composée de
six chambres dans lesquelles sont, outre ces dernières
peintures, les emblèmes de la santé. On y a trouvé des
pots de médicaments et des instruments de chirurgie,
ce qui ne laisse point de doute sur la profession de
celui qui l'occupait. Ces chambres, en 1820, étaient
encore adossées, d'un côté, aux monceaux sablon‑
neux volcaniques.

Presque toutes les maisons n'avaient qu'un étage.
Elles étaient éclairées par les portes et par le haut ;
car on n'y voit point de fenêtres. Cependant, on a
découvert quelques fragments de verre plat ou verre
de vitre que j'ai vus aux *Studi* à Naples. M^r le chanoine
Iorio, à qui j'étais recommandé, et l'un des chefs de
ce musée, me dit à cette occasion : voilà la preuve
que ces peuples avaient connaissance de cette espèce
de verre, et que des habitants des villes ensevelies en
avaient déjà fait usage.

Les restes des principaux monuments de Pompéi sont les temples de Vénus, d'Esculape et d'Isis ; le théâtre tragique, le théâtre comique, le grand portique, la basilique et la manufacture des foulons. Il y a neuf ans que les Français, poursuivant les fouilles avec beaucoup d'activité, et ayant à leur tête Mr de Clarac, ont découvert la basilique dont j'ai rapporté le dessin : c'est un carré long où il y avait de grands portiques soutenus par de belles colonnes d'ordre corinthien, revêtues en stuc. Aucune n'est intacte, et la plupart sont entièrement rompues. On présume que ce monument servait à rendre la justice. L'on voit à une extrémité, un grand autel ou espèce d'estrade en marbre. Le milieu, destiné au public, n'était pas couvert. Non loin de là étaient les prisons, et tout à côté le temple de Vénus qui est le mieux conservé.

Dans le mois d'avril 1820, on a découvert près de l'extrémité postérieure de la basilique, une manufacture où l'on foulait le drap et une belle statue en marbre blanc. Ce lieu est un carré long, sur les côtés duquel ou voit les rigoles qui étaient destinées à conduire l'eau à de petites éminences en dos d'âne, placées de distance en distance pour battre et fouler les tissus. La statue, protectrice de cette fabrique, représente une femme de grandeur plus que naturelle. Elle est bien drapée, parfaitement intacte. Elle est placée sur un piédestal de même matière : on y voit gravée cette inscription :

Eumachiæ Luci filiæ publica Sacerdos fullones.

Elle est du style grec, comme toutes celles qui ont été transportées à Naples. Mais au mois de juin, elle était encore conservée sur place , près des bâtiments en briques de la manufacture , et préservée de toute injure par une caisse verticale fermant à clef.

Les principales maisons de Pompéia avaient , dans leurs cours , des fontaines , des puits , des réservoirs d'eau. Il y avait aussi des fontaines publiques au croisement des rues. On fesait venir l'eau d'un fleuve voisin nommé Sarno.

Les rues sont obliques et elles ont des trottoirs : deux voitures ne peuvent y passer ensemble. Les plus larges ont quinze à seize pieds. Elles sont pavées en larges pierres de lave. Il est constant qu'on y voit des ornières formées par les roues : malgré la dureté de la matière , les impressions y sont profondes en quelques endroits. Ces circonstances prouvent non seulement l'antiquité de la ville , mais encore celle des éruptions , soit de la Somma , soit du Vésuve ou d'autres lieux du voisinage , bien avant le premier siècle. Puisque des constructions , les dales qui ont servi au pavement des rues et des routes étaient en lave lors de la catastrophe , n'est-il pas naturel de conclure que cette substance , durcie par le temps et extraite des carrières voisines , était le résultat d'anciennes coulées volcaniques ?

Après avoir examiné toutes ces ruines , sujet de tant de réflexions , je fus à une lieue plus loin , près du golfe , visiter *Castel la mare.* C'est là que Stabia a disparu dans le même temps que les deux villes précédentes. C'est sur cette plage que Pline , débarquant de la flotte qu'il commandait , et venant apporter des secours aux malheureux , fut victime de son zèle. Curieux d'observer de plus près , en naturaliste , un tel phénomène, il s'avança dans les terres. Il était asthmatique et souffrant ; il fut suffoqué par les vapeurs sulfureuses (1). On a entièrement abandonné les fouilles de Stabia, qui dans les derniers temps, ont été à peu près stériles. D'ailleurs, les constructions de *Castel la mare* s'étendent sur le lieu où l'on croit que sont les ruines de la ville ancienne. Depuis que l'armée autrichienne occupe le royaume de Naples, on a suspendu celles de Pompéia, où je n'avais vu qu'environ quarante travailleurs.

Il me reste à donner un aperçu du résultat des fouilles d'Herculanum et de Pompéia. Les principaux détails étant déjà connus des savants, je ne puis ici que généraliser. L'immense collection de ces antiquités se voit au musée de Naples : ce vaste bâtiment qu'on nomme les *studi*, renferme, dans des salles au rez-de-chaussée, à gauche, un grand nombre de statues en marbre. A droite et dans un lieu moins spacieux, on admire des bustes et des statues en bronze, dont le plus grand nombre provient d'Herculanum. Il y a quatre-vingt-huit statues, grandes et petites, et de très beaux bustes, tous formés de ce métal. J'ai noté ce qui suit : une grande et belle statue

(1) Pline le jeune, dont Dupaty a traduit la lettre à Tacite, avait dix-huit ans lorsque son oncle périt. Celui-ci avait quitté Stabia où il était allé de Misène, pour voir son ami Pomponianus, pendant l'effroyable éruption du volcan. La terre s'entrouvrait, des flammes ardentes, précédées d'une odeur de soufre, brillaient ; une pluie de pierres et de cendres tombait. Pline l'ancien qui avait fait étendre un drap pour se coucher, se lève soudain, soutenu par deux esclaves, est suffoqué par la vapeur, tombe et meurt. (*Lettres sur l'Italie*).

d'Auguste, tenant le sceptre dans la main gauche, et une longue canne dans la droite. Un buste du même empereur. Deux bustes de César; un de Tibère; un de Caracalla, de Commode, de Silla, de Lépidus, de Scipion l'africain, de Sénèque, de Livie, d'Héraclite, de Démocrite, de Platon, de Bérénice, de Sapho, d'Antinoüs, et de plusieurs Ptolémées; mais le Ptolémée Appione est une superbe tête dont les cheveux en boucles torses, en forme de tire-bouchon, tombent perpendiculairement sur toute la circonférence.

Une statue d'Appollon tenant sa lyre, a 28 pouces de hauteur; un buste de Diane de 21 pouces, ayant les bras ouverts : l'avant-bras gauche manque et le doigt annulaire de la main droite. On y voit un cheval de grandeur naturelle, formé de cinq cents pièces, provenant de quatre autres chevaux. Enfin, des groupes, de petites statues réunies dans un enfoncement latéral de la salle, des bronzes trouvés dans les ruines des maisons particulières : on en distingue deux équestres, l'un dont le cavalier combat avec une lance. La multitude d'objets rassemblés et coordonnés dans les salles supérieures, étonne l'imagination.

Bientôt l'espace manquera pour les placer. La curiosité s'accroît à mesure qu'on les explore. Après y avoir passé plusieurs heures, elle n'est pas encore satisfaite : on a trouvé le temps trop court; on en sort avec la résolution d'y revenir au plutôt. En effet, pour s'en former une image, il faut y faire plusieurs visites. Le chanoine Iorio, l'un des plus savants académiciens, a bien voulu être deux fois mon guide.

Dans le mois de juin 1820, il y avait 4000 vases
en bronze, de diverses grandeurs, y compris de petites statues et des ustensiles de ménage, des armures,
de beaux candélabres élevés sur un pied, des autels
pour les sacrifices, des trépieds, des vases et des objets de batterie de cuisine, également en bronze. Plusieurs de ces articles, bien travaillés, sont plaqués en
argent, et des casseroles sont ainsi étamées. On voit
des cendres restées dans des tourtières; des portions
d'aliments, des coquilles d'œufs presqu'entières, des
fruits, du pain; des toilettes de femme, tous les petits meubles et instruments qui les composent; des
dez à jouer; des instruments de chirurgie, la plupart
très grossiers; (il y a des sondes de bronze pleines
en S, pour la vessie, à peu près comme celles d'aujourd'hui), et beaucoup d'autres objets. On voit, dans
une armoire à part, les ornements et les bijoux dont
le plus grand nombre est en or.

Il y avait aussi 3,700 vases en terre cuite, la plupart d'une grande capacité et d'une belle confection,
à la mode grecque, fond noir, et figures jaune-pâle:
ils proviennent des fouilles de Pompéi. Le dernier de
la dernière salle est un vase étrusque; c'est le seul de
ce genre, et il est brisé à moitié.

Jusqu'à l'époque précitée, on avait recueilli dix-
sept cents rouleaux de papyrus écrit, dont seize cents
exhumés d'une seule chambre à Herculanum : on en
avait déroulé quatre cents; mais les cent trouvés à
Pompéi tombent en poussière par les raisons ci-dessus rapportées. On ne peut y distinguer les lettres et
ils ne sont d'aucune utilité. Les rouleaux, longs de

six à sept pouces, ressemblent a des fragments de charbon de bois.

L'opération du dérouler est longue, difficile, et exige une extrême patience. Deux anses de ruban de soie étroit, fixées à un cadre, suspendent le rouleau horizontalement vers ses extrémités. On y tient appliqué un morceau de baudruche, dont la face en contact, est enduite de dissolution de gomme arabique : on déroule peu et très-lentement. Aussitôt qu'une ligne de lettres paraît sur la membrane, dont on m'a donné des échantillons, on appareille les caractères, et ainsi de suite jusqu'à ce qu'il y en ait une page que l'on imprime. Les pages anciennes sont petites. Quelques mots perdus ou indéchiffrables sont laissés en blanc.

Une Académie d'antiquaires, établie pour expliquer les objets extraits des ruines, a publié le résultat de ses travaux, formant neuf volumes in f°. Thomas Piroli en a publié une édition romaine en six volumes in 4°, langue italienne et française, avec des planches. M'' l'abbé Iorio m'a assuré qu'on était prêt à publier deux autres volumes, qu'ils contiendront l'ancienne mythologie, l'histoire des passions des hommes, et que cette morale, selon le système d'Épicure, dont on a déjà une partie, présente un grand intérêt.

Après avoir visité ces lieux, Pouzzole, la Solfatare, la Grotte-du-Chien, les lacs d'Agnano, de Lucrino et d'Averno, Baja, toutes les ruines des monuments de cette rive de la baie jusqu'à Misène, et enfin le tombeau de Virgile (1), je me suis occupé de ce qui est relatif à la médecine ; les hôpitaux, les établissements de bienfaisance, les universités, les jardins de botanique, les collections d'hitoire naturelle, et les eaux minérales. Telle est la marche que j'ai suivie dans les villes principales de l'Italie, que j'ai parcourues du midi vers le nord, et j'ai terminé par Turin. J'ai ensuite passé les Alpes par le mont Cénis ; j'ai visité la Savoie, les environs du mont Blanc, la vallée de Chamounix,

(1) Ce tombeau, situé sur le revers du Pausilype, au dessus et à gauche du passage de la grotte, est couvert d'une chambre carrée, et voûtée, ayant deux portes opposées en ogive, et des banquettes latérales, le tout en briques et d'une construction fort simple. On y arrive en descendant par un sentier profond et très étroit, entre des rochers d'où sortent des chênes verts qui ombragent le monument. La voûte est couverte de terre où croissent des arbrisseaux. J'y ai cueilli des rameaux du *smilax aspera* et du *quercus ilex* que je conserve. Je n'y ai point vu le laurier dont on a tant parlé. Le propriétaire du terrain me dit que les racines y sont, mais que les voyageurs emportent les feuilles à mesure qu'elles poussent, lorsqu'il pleut. Il y a vis-à-vis de l'entrée, sur un marbre incrusté dans le rocher, une inscription latine, substituée à l'ancienne que l'on connaît et qui avait été enlevée en 1326, ainsi que l'urne sépulcrale placée dans le milieu, soutenue par neuf colonnes de marbre blanc.

Sur la partie la plus élevée de l'enclos où Virgile a été inhumé, et sur une plate-forme qui domine le plus beau golfe du monde, on lit cette inscription récente sur un marbre : on m'a assuré que M. de Lostange, officier supérieur de la marine royale française, en est l'auteur.

Près du Chantre divin dont la lyre immortelle
Répéta des pasteurs les doux et tendres vœux,
Sur ce banc consacré par l'amitié fidèle,
Amis, reposez-vous et resserrez vos nœuds.

le Montanvert , les glaciers et Genève ; puis , de Lau-
sanne , j'ai traversé la Suisse dans son grand diamètre.
Je me suis arrêté partout où il y avait des choses remarquables , ayant plus ou moins de rapport avec l'art
de guérir. J'avais d'abord projeté de passer en Sicile ,
d'y voir le volcan de l'Etna et celui du Strombolo ,
l'une des îles Lipari ; mais je fus bien inspiré de n'a-
voir point effectué ce voyage. Probablement je me se-
rais trouvé à Palerme à l'époque du massacre de cette
ville. Les signes précurseurs d'une révolution prochaine
à Naples s'étant déja manifestés à Salerne , je par-
tis pour Rome dix jours avant qu'elle eût éclaté.
Cette cause m'a empêché d'aller visiter les ruines de
Pestum , où l'on trouve les restes des plus anciennes
constructions de l'Italie.

VOYAGE MÉDICAL

EN ITALIE.

Hôpitaux de Naples.

La ville de Naples n'avait pas, avant le siècle dernier, un nombre d'hôpitaux et d'institutions de bienfaisance proportionné à sa population, qui est de 400 mille habitants. L'hôpital dit des Incurables est le plus vaste; il est convenablement distribué, bien aéré, et parfaitement administré. Il y avait 900 malades des deux sexes, mais, au besoin, il peut en contenir un beaucoup plus grand nombre. Les docteurs Piétro Ruggiero, et Vulpes, qui m'ont accompagné, en sont les principaux médecins; Mangini et Galbietti, les chirurgiens. J'y ai vu le portrait d'une naine rachitique, taille de deux pieds huit pouces, à laquelle M. Mangini avait fait, quatorze mois avant ma visite, l'opération césarienne : elle a succombé le huitième jour; mais l'enfant du sexe masculin est vivant. Cette femme avait 28 ans lorsqu'elle est devenue enceinte. Son ventre, dans la dernière moitié de la gestation, tombait jusqu'aux genoux. Son bassin était très-déformé.

L'opération césarienne ne réussit pas ordinairement à Naples. Il y avait deux mois que M. Galbietti avait pratiqué, à *Castel la mare*, la section de la symphyse du pubis avec succès. Il en a lu l'observation à l'académie médico-chirurgicale formée depuis un an, et qui tient ses séances dans cet hôpital. La même opération y avait été pratiquée heureusement il y a trente ans. La ligature des polypes de la matrice y a peu de succès ; la plupart des femmes y succombent.

On reçoit dans cet établissement beaucoup de malades atteints de la phthisie pulmonaire, qui frappe, m'a assuré le docteur P. Ruggiero, l'un des plus anciens médecins, un cinquième de ceux qui périssent dans Naples. De vingt phthisiques traités par un des médecins de l'hôpital des incurables, avec l'acétate de plomb, trois seulement sont guéris : on se proposait de continuer les expériences. J'ai vu quelques autres malades, à la Clinique, auxquels on administrait la teinture de *digitalis purpurea*.

Il y a un bel amphithéâtre où les professeurs donnent leurs leçons, et des cabinets contenant des os pathologiques, et seulement des pièces d'anatomie en cire, bien exécutées.

L'hôpital *della Pace*, où l'on n'admet qu'un petit nombre de malades, est desservi par des frères de St.-Jean-de-Dieu et par un médecin.

Celui des *Pelerini* est petit. On n'y reçoit que des blessés. Il y en a un autre pour les prisonniers malades des deux sexes, et celui *dell'Anunziata*, près de la porte *Nola*.

Il y a trois hôpitaux militaires, dont un pour la

3

marine : le premier, nommé l'*ospedale della Trinità*, que j'ai visité le 6 juin, est sur le point
le plus élevé *della Strada magno Cavallo*, et sur
la voie qui conduit au fort St. - Elme. Il y a une
terrasse plantée d'arbres servant de promenade, d'où
l'on voit une partie de la ville de Naples, les monts
Vésuve, Somma, *Capo di Monte*, etc. Les salles sont
grandes, plusieurs longues et étroites, la plupart bien
aérées et ouvertes des deux côtés. Il y en a une peu éclairée où sont placés les soldats atteints d'ophtalmie, maladie fréquente parmi eux, et qu'ils contractent principalement dans deux postes militaires, surtout à Gaëte.
Il y avait dans cet hôpital 783 malades, y compris
des officiers pour lesquels il y a des chambres particulières, et 200 vénériens. Les officiers de santé sont
les docteurs Gentile, médecin en chef ; Gabrielle,
chirurgien - major ; Andrea-Salomone, et Stephano
Trinchera, chirurgiens. Le dernier a publié, en 1817,
un mémoire avec deux gravures, sur un prétendu
hermaphrodite, âgé de 28 ans, né en Transilvanie,
mort à l'hôpital *del Sacramento*. Ce soldat était réellement du sexe féminin. J'ai vu la pièce naturelle conservée dans de l'alcool.

On y traite les péripneumonies très-rarement par
la saignée, mais avec de petites doses d'émétique en
lavage, ensuite on passe à l'usage de la digitale pourprée et du nitrate de potasse. M. Gentile m'a assuré
devant ses collègues, qu'il n'y mourait qu'un malade
sur 40 atteints de fluxion de poitrine, et que la proportion dans la mortalité totale de ce lieu, était environ de 4 pour 100 ; dans certain temps, elle s'est

élevée jusqu'à 8 ou 9. Il traite ordinairement l'hémoptysie, et quelquefois la manie avec la poudre de digitale.
Il m'a fait converser avec un officier, convalescent de
cette dernière maladie, chez lequel il a porté la plante
à la dose de 18 grains par jour, mêlés avec du sucre,
et donnés en plusieurs fois. Il y avait joint les bains
froids et les boissons tempérantes. C'est le docteur
Savarési, inspecteur-général du service de santé militaire, l'un des médecins les plus savants et les plus
recommandables de l'Italie, qui a répandu dans Naples l'usage du *digitalis purpurea.* Cet obligeant
confrère, à qui je dois de la reconnaissance, a servi
avec beaucoup de distinction dans l'armée française
en Égypte, où il a fourni des mémoires sur diverses
maladies et ouvert plusieurs cadavres de pestiférés.
Il a publié, en 1809, un bon *Traité de la fièvre
jaune* qu'il venait d'observer à la Martinique, et qu'il
a reconnue être tout à fait exempte de contagion :
c'est ce que tous les médecins du gouvernement, dans
nos colonies, ont confirmé presque chaque année. Je
dois dire à la louange de M. Savarési, qu'il m'a
avoué les inconvénients du Brownisme, qui a prévalu
en Italie, et qu'il écarterait ce système de son ouvrage s'il en donnait une nouvelle édition.

L'hôpital militaire *del Sacramento*, est pareillement situé sur une élévation. Il n'avait que 160 malades ; mais il peut en recevoir le double. Les médecins sont MM. Schoenberg et Berardilli ; et les chirurgiens, MM. Ascione et Gangi. Lorsque la citerne
manque d'eau, on y supplée par celle d'un puits de
300 pieds de profondeur, d'où on la fait monter dans

une pompe par une roue qu'un cheval met en mouvement. Cette eau , élevée à plusieurs pieds de plus par la pompe , est conduite et distribuée dans les lieux de l'hôpital où l'on en a besoin. On descend facilement dans le puits par un escalier dont l'entrée est éloignée de quelques pieds.

Ces hôpitaux militaires sont bien administrés. Le conseil d'administration est composé d'un officier supérieur , d'officiers subalternes ; du médecin et du chirurgien en chef. Le gouvernement ne paie pour chaque malade que 20 grains ou 18 sous par jour.; rarement on dépense cette somme en entier. On doit considérer que les vivres de toute espèce sont à Naples en grande abondance et à meilleur marché que dans aucune ville de l'Italie.

L'hôpital de la marine royale , situé dans le quartier de *Piede-Grotta* , près de la mer et du passage sous le mont Pausilype, contient 200 malades : il peut en recevoir jusqu'à 500. Le service médico-chirurgical s'y fait également très-bien et par des hommes d'un vrai mérite. Comme dans les autres hôpitaux , on traite la syphilis par les diverses méthodes usitées , et quelquefois par celle de Cirillo. On y emploie, dans les maladies qui l'indiquent, et surtout comme diaphorétique , la poudre anglaise imitée du docteur James. Deux chimistes, M.rs Lancellotti et Pépé , l'ont préparée , et sont approchés plus près de sa composition que leur compatriote Pulli.

La poudre de James est très en faveur à Naples. Des apothicaires en préparent aussi d'après la méthode de Cirillo , avec du sulfure d'antimoine, ou de l'oxide

d'antimoine hydro-sulfuré et de la corne de cerf cal-
cinée : elle est plus active que la composition de Bru-
gnatelli , mais elle n'excite pas la sueur comme la
véritable, à moins d'en augmenter les doses (1). On
peut voir dans mon mémoire sur les fluxions de poitrine, pag. 129, ce que j'ai dit sur la poudre anglaise que j'emploie depuis très long-temps.

L'établissement des invalides, à l'ancien couvent
de St.-Martin, est sur un lieu des plus élevés de la
ville, auprès et au-dessous du fort St.-Elme. Vue
magnifique sur le golfe ; superbe et riche église par ses
marbres et ses peintures ; belle et vaste cour, outre
celle d'entrée, environnée de portiques soutenus par
une multitude de colonnes de marbre blanc. Les
montants et chambranles des portes sont en marbre
de même nature : c'était un cloître. Parmi les 600
militaires invalides que j'y ai vus, il y avait 200
aveugles, suite d'ophtalmie. Ces hommes sont bien
soignés, bien vêtus et logés dans des chambres peu
spacieuses.

L'établissement des insensés est à Aversa, à huit
milles de Naples. J'y ai été conduit, le 11 juin, par
le professeur Benedetto Vulpes, qui en est le médecin
en chef. Il est bien situé ; les distributions sont bonnes. Il y a un jardin et deux cours ornées de végé-

(1) Mr Mounier, médecin à Avignon, a publié de bonnes observations sur les fièvres intermittentes et rémittentes, qui ont régné
en Calabre, dans l'été de 1807, desquelles il résulte qu'il a retiré
de grands avantages de cette poudre factice, donnée jusqu'à la
dose de trente grains, en trois parties égales, à deux ou trois
heures d'intervalle. (*Biblioth. médic.*, tom. 50).

taux, où les détenus se promènent. Il y avait 220 hommes aliénés, dont 4 maniaques. Les femmes, au nombre de 135, sont dans un autre local nommé les Capucins, éloigné de deux milles. On y porte toutes les provisions du premier établissement dont il dépend. Le chevalier Giovani Mana Lingueti, ancien ecclésiastique, en est le directeur. Il a fait donner à l'établissement pour les hommes, où il réside, le nom de *Collegio Massimo*. Il s'occupe à appliquer tous les moyens moraux au traitement de l'aliénation mentale; il a supprimé les chaînes, les fustigations que l'on emploie partout ailleurs en Italie.

Il a adopté notre gilet de force pour les furieux. Quelquefois on les tient forcément pendant quelques heures dans une situation droite, près d'un mur, au moyen d'un quart de cercle en fer.

L'on ne donne que très-peu de médicaments. On y fait prendre des bains ordinaires, des bains de surprise, des petites douches d'eau froide. On n'a point obtenu de succès de la machine rotatoire.

Il y a un théâtre où l'on fait jouer la comédie aux moins aliénés et aux convalescents. J'y ai vu le dimanche un corps de musiciens tous aliénés, jouant de leurs instruments, quelques heures avant la messe. Ils étaient vêtus d'une veste bleue galonnée en argent. A côté d'eux, dans un large corridor, étaient plusieurs prêtres insensés en habits sacerdotaux, lisant leurs bréviaires. Vers midi, à l'instant de la messe, tous sont descendus à l'église où il y a eu une musique vocale et instrumentale. Des femmes aliénées, également vêtues de bleu, avec des galons d'argent, y étaient venues chanter : on les désigne la veille à cet effet. Leur musique était très-mélodieuse.

Après la messe , Mr Lingueti fit dîner avec lui quelques-uns des aliénés , qui , dans la semaine , avaient été les plus dociles et les plus soumis à sa règle. Il a une bonne bibliothèque où sont nos ouvrages français sur la folie : j'y ai vu le dictionnaire des sciences médicales.

On se propose d'agrandir l'établissement et d'y faire un muséum dans lequel on placera les bustes des hommes célèbres : je les ai vus tous préparés , et il y a dans le nombre celui de notre bon et savant professeur Pinel.

Les docteurs André Masi et Joseph Sandon , y résident constamment. L'archiduchesse de Parme y a envoyé le docteur Gaëtano Bucella , pour observer et étudier les maladies mentales. La duchesse de Modène y a pareillement envoyé , dans les mêmes intentions , un jeune médecin.

Il me reste à parler d'un établissement vraiment grandiose , le plus beau dans ce genre de toute l'Italie ; c'est l'*Albergo Dei poveri* , nommé vulgairement *il Reclusorio* , ou *il Seraglio.* Ce vaste bâtiment est situé dans une large rue , nommé *Foria* , près du jardin de Botanique , à l'extrémité de Naples , sur la route d'Aversa et dans le voisinage du Champ de Mars. Il fut commencé en 1750 , par ordre de Charles III, pour servir d'asile aux pauvres du royaume, comme l'indique l'inscription placée au – dessus du portique.

Regium totiùs regni pauperum hospitium.

Malgré l'étendue de la façade extérieure de cet immense édifice, qui a 1300 pieds de longueur, elle ne figure cependant que pour les trois cinquièmes du plan primitif. Cette façade étant restée incomplète, on travaille maintenant à l'achever. Le reste de l'édifice, pris dans sa profondeur, n'a été élevé que jusqu'au dessus du rez-de-chaussée. L'opinion générale est que si cette trop grande masse de bâtiments était achevée, elle nuirait à la circulation de l'air et augmenterait l'humidité que l'on y éprouve déjà, parce qu'elle est trop près de la montagne de *Capo di monte* par laquelle elle est dominée. Cet inconvénient paraît être la cause des ophtalmies qui y affectent plusieurs individus

L'on admet dans cet hospice les enfans des deux sexes, à l'âge de sept ans révolus, et les veillards incapables de travailler. Les garçons qui ont atteint l'âge requis, sont destinés à être soldats. On leur apprend à lire, à écrire et les premiers principes de l'arithmétique. Il y a une école d'enseignement mutuel, une de dessin, de musique militaire et une de tambours. Il y a des ateliers de tailleurs, de cordonniers, de tisserands ; un où l'on travaille des platines de fusil pour les troupes ; une imprimerie, une fonderie de caractères, avec la gravure des matrices, et une manufacture pour travailler le corail. Ceux qui se sont distingués dans quelques-unes des professions qu'on leur apprend, obtiennent l'exemption du service militaire ; mais tous sont astreints journellement à ce service pour l'intérieur. On les fait manœuvrer dans les cours ou dans les immenses corridors. Tous les jours le soir, à l'heure fixe qui précède la prière , ils sont exercés, et arrivent par des allées , dans quatre directions , vers un centre, au son d'une belle musique : j'en ai été plusieurs fois le té- moin. Il y a dans ce local un collége séparé, où l'on élève à peu près , comme dans les nôtres , une cen- taine d'enfants de famille.

Les jeunes filles admises dans l'*Albergo Dei poveri*, y demeurent attachées jusqu'à ce qu'elles trouvent un établissement approuvé par l'administration de l'hos- pice ; en cas de mariage , elles reçoivent une dot de 30 ducats : comme les femmes , elles sont occupées à tous les travaux de l'aiguille , à tisser , à filer : elles travaillent aussi à la fabrique de corail , où j'en ai vu 260. C'est l'estimable M.ʳ Martin , de Marseille , aidé de son neveu , qui est le chef de cette manufacture.

Au mois de juin 1820, cet établissement renfermait 2600 individus. Le nombre des garçons excédait d'environ 700 celui des filles. Les sexes sont dans des quartiers séparés. Tous sont bien vêtus et bien soignés. On leur abandonne encore le tiers du produit de leur travail, dont ils disposent à volonté. Il y a aussi un certain nombre d'enfants mâles , qui vont travailler à divers métiers dans la ville. Un préfet les accompagne et les ramène le soir. Les enfants sont couchés chacun séparément, au nombre de 60 ou 80, dans de très-grandes sales pavées , propres et aérées.

La nourriture de tous est composée journellement de seize onces de pain , d'une soupe , matin et soir , et d'un quart de bouteille de vin. Le dimanche et le jeudi ils ont de plus quatre onces de viande. Le dimanche , la soupe est remplacée par les macaroni. Leur soupe ordinaire est composée de pâtes , de riz , de légumes secs , de pommes de terre et d'herbages.

Il existe un ordre et une discipline admirables dans cet établissement, dont la direction est confiée à M^r le chevalier Sancio , surintendant. Il y a aussi une salle de spectacle , où les reclus jouent quelquefois la comédie ou l'opéra, même avec des ballets. On la prête de temps en temps à des sociétés d'amateurs distingués pour y jouer la tragédie. Enfin , on y a encore établi une école pour les sourds et muets qui forment une classe séparée.

Le jardin de Botanique s'élevant en amphithéâtre , au-dessus de *Strada di Foria* , a été formé dans ces derniers temps par les Français lorsqu'ils ont occupé Naples. Il est grand et très – bien distribué. La terrasse , en bas , présente une belle façade , dans le milieu de laquelle il y a un poste militaire. Sur la partie la plus élevée , est une serre tempérée , d'une architecture remarquable. On conçoit que sous une latitude de 40 degrés , où tant de plantes des tropiques sont en pleine terre , les serres chaudes multipliées sont peu utiles. A côté est une machine pour élever l'eau. Mr Michel Tenore est le directeur de ce jardin, et professeur de botanique , attaché à l'université.

La faculté de médecine , faisant partie de l'université , a ses salles dans le même local , qui est vaste. Elle commence à former des cabinets d'anatomie et d'histoire naturelle. Pour l'anatomie humaine , il n'y a encore que des pièces en cire , très-bien préparées , comme celles de l'hôpital des incurables , par M'Ferrini , qui a appris cet art à Paris.

Ce médecin et des professeurs de la faculté, avertis de ma visite à l'université , voulurent bien m'y attendre. Parmi quelques pièces pathologiques , ils me montrèrent , dans un bocal , une vésicule du fiel qui , outre le canal cystique, a deux autres conduits , lesquels se rendaient séparément au *duodenum.* Cette vésicule contient deux calculs de la grosseur d'une petite noisette.

Le riche cabinet de minéralogie de l'université contient les plus gros échantillons que l'on connaisse. Un cristal de roche d'un seul bloc , divisé en deux , mais unis par la base , pèse dix quintaux. Il provient de la Suisse. M' Tondi , professeur de géognosie , m'a dit que la base du mont Vésuve est de formation primitive et par suite basaltique. Comme il défend opiniâtrément le système neptunien , auquel presque tous nos géologues sont opposés, et qu'il ne croit pas que les basaltes soient formés par l'action du feu , il me fit , chez lui , avec une rare complaisance , une démonstration étendue pour tâcher de me convaincre de la solidité de sa théorie.

Le soir , je fus conduit chez le plus ancien professeur , le chevalier Cotugno , âgé de 87 ans. Ce patriarche , vénéré de la médecine napolitaine , auteur de plusieurs ouvrages , continue à écrire. Il conserve beaucoup d'énergie et toutes ses facultés intellectuelles. Il m'a reçu avec une bonté particulière , et m'a embrassé après une longue conversation médicale. Le

professeur Vulpes, qui m'accompagnait, se propose
de publier la biographie de cet homme célèbre. J'ai
fait, à Naples, la connaissance du savant Scarpa, de
Pavie, ayant sa retraite de professeur et n'exerçant
plus. Je fais comme vous, me dit-il, je voyage ; car,
quoiqu'Italien, je ne connais pas l'Italie. Il était accompagné par son ami, le docteur Rusconi, dont
j'aurai l'occasion de parler. Nous nous sommes retrou-
vés à Florence.

L'état de la médecine, dans le royaume de Naples,
est différent de celui des autres parties de l'Italie. On
n'y a point adopté la méthode exclusive des débilitants
et des *contro-stimuli*. Les Browniens sont revenus à
la médecine hippocratique. On m'a assuré qu'il en est
de même en Sicile. Dans ces deux contrées, l'usage
constant de la glace est un grand bienfait, surtout
pendant le *scirocco*. Elle avive et soutient les organes
digestifs, dont elle prévient et modère les phlegmasies.

Il y existe un grand préjugé relativement à la phthisie pulmonaire que l'on croit toujours contagieuse.
Lorsqu'un individu meurt de cette maladie dans une
maison particulière, non-seulement on sacrifie les
effets et les meubles qui lui ont servi, mais on racle
et l'on recrépit les murs, on ôte les lambris, les plan-
chers ou les parquets de son appartement. Il en est de
même à Rome, où la phthisie est encore plus fréquente qu'à Naples. Ce pays de délices est encore
sans topographie médicale. M. Chavassieu-d'Audebert,
médecin de l'armée française, qui en a reconnu le
besoin, a esquissé celle de Caserte, à 15 milles de

Naples, en rendant compte d'une épidémie ; (Journ. génér. de méd. , tom. 41, pag. 402). J'ai visité ce lieu, son vaste et magnifique château, son étonnant aqueduc, à *Maddaloni*, et les manufactures en soie que le Roi a établies à *S. Leucio*.

Eaux minérales, Étuves.

Il y a à Naples et dans ses environs un grand nombre d'eaux minérales froides et thermales. En 1818, le professeur Andria les avait analysées; mais depuis, le professeur de chimie F. Lancellotti a recommencé et publié l'analyse. Dans la ville, le quartier de *Santa Lucia*, offre, sur le bord même de la mer, une source froide très-fréquentée, riche en gaz hydrogène sulfuré et acide carbonique. Tous les matins, beaucoup de personnes s'y rendent pour en faire usage, comme tonique apéritif, et contre les maladies cutanées. Le docteur Attumonelli, qui a publié en 1801, à Paris, une méthode de traiter les maladies par le moyen des eaux minérales, et par celui des bains de vapeurs de Naples, attribue de grandes propriétés à l'eau de *Santa Lucia*. Elle contient, dit-il, une fois et trois quarts de son volume de gaz hydrogène sulfuré, et une fois et demie de gaz acide carbonique ; ce gaz ne se rencontre pas dans les eaux hydro-sulfurées de France, puisque les analyses chimiques n'en font pas mention.

J'ai vu à *Castel la mare*, sur la rive opposée du golfe, une source de même nature : elle sort du pied de la montagne et se réunit bientôt à deux autres

dont l'une est acidule et gazeuse comme l'eau de Sel=
ters ou de Bussang, et la troisième alumineuse avec
des carbonates. Avant leur réunion dans un canal commun, ces trois espèces d'eaux coulent chacune
dans un canal particulier, proprement maçonné. Un
peu plus loin, une quatrième source ferrugineuse
sort de la montagne, traverse la rue et se rend à la
mer.

Les eaux thermales sont, 1° celle des *Pisciarelli*,
qui prend sa source en quatre endroits, à *Monte
secco*, entre le lac d'Agnano et la Solfatara, au milieu
des rochers et des crévasses multipliées d'où sortent
des vapeurs chaudes et sulfureuses. Cette eau se réunit daus un bassin où l'on a construit un petit bâtiment. Sa température est de trente degrés au thermomètre de Réaumur. Le gaz acide carbonique qu'elle
contient, produit, en se dégageant, un bouillonne-
ment, ce qui lui a encore fait donner le nom de
Bolla. Usage : dans les plaies anciennes et les ulcères,
le *Fluor Albus*, la diarrhée chronique, et les maladies cutanées. Natale Lettieri a publié, en 1784,
les bons effets de cette eau, comme fébrifuge. Attumonelli confirme ces propriétés, ainsi que ses vertus contre la phthisie pulmonaire. 2° Celles de *Poz-
zuoli* (Pouzzolle), sont l'*acqua della pietra*, qui a
26 degrés ; l'*acqua di cavalcanti* qui en a 30 ; l'*acqua di subveni homini*, 31 ; l'*acqua del cantarello*,
24 et 25, et celle du temple de Sérapis, dans la ville
de Pouzzolle, qui a de 31 à 33 degrés. Quelques-uns
croient que ces deux dernières sont les mêmes, parce

qu'on les voit sourdre dans deux endroits du pied
d'une coline près du temple. Elles contiennent dix
substances ; toutes les autres sont également riches en
principes. Une livre de l'eau de Serapis, dont les
ruines du temple offrent encore de l'intérêt, donne :

Acide carbonique libre............ 3 737.
Carbonate de chaux , de magnésie ,
   d'alumine et de fer............ 2 690.
Carbonate de soude............. 11 225.
Hidrochlorate de soude.......... 20 567.
Sulfate de chaux................ 0 255.
Silice......................... 0 060.

Grains....... 43 145.

J'ai trouvé à cette eau un goût légèrement salé et
un peu l'odeur hidro - sulfureuse. On dit qu'en la
laissant reposer dans un vase pendant quinze à vingt
jours , cette odeur est développée , et qu'alors elle
noircit l'argent. L'eau de Sérapis , qui probablement
servait autrefois à des bains dans le temple , est fré-
quentée par des malades. Il y a un établissement dans
lequel j'ai compté quatorze baignoires : on travaillait
à en porter le nombre à vingt - six. Il y a aussi dans
le même temple une eau froide qui contient à peu
près les mêmes principes que celle de *Cantarello*.

3° Les eaux thermales de l'île d'*Ischia* , lieu volcanique , à cinq lieues de Naples , sont au nombre de
quinze ou seize. Les quatre plus remarquables sont
Gurgitello, ayant soixante degrés , Réaumur ; *Olmitello*, *Cappone*, et *Citara*, 30 degrés. L'eau de *Gurgitello* prend sa source à un demi-mille de *Casa mic-*

eiola, et elle se rend à cette ville, agréablement située, où il y a un établissement commode et quatre-
vingts baignoires. Ce lieu est fréquenté par nombre de
malades. On y envoie aussi des militaires. L'hôpital
est desservi par des frères de St.-Jean-de-Dieu.

La seule eau minérale que nous ayons en France,
présentant également la haute température de 59 à
60 degrés, est celle de Dax, près des Pyrénées.
L'eau de *Casa micciola*, que le docteur Savaresi,
m'a dit en avoir jusqu'à 64 à sa source, a une saveur
un peu salée. Chaque livre a produit, par l'analyse de
M. Francesco Lancelloti :

Acide carbonique libre, grains.... 2 195.
Carbonate de chaux, de magnésie
 et de fer........................ 0 500.
Carbonate de soude .... 13 631.
Sulfate de chaux................ 0 375.
Sulfate de soude................ 3 549.
Muriate de soude............... 15 425.
Silice .... 0 375.

     Grains........ 36 050.

Il y a aussi un principe extractif végétal, accidentel et étranger, comme dans la plupart de celles du
territoire de Pouzzole.

Feu Andria a publié que l'eau d'*Olmitello* est l'u-
nique en Europe, qui tienne en dissolution de l'al-
kali phlogistiqué.

Le territoire de Naples, de Pouzzole, de Baja,
presque tout volcanique, offre un grand nombre
d'étuves naturelles ; celles de *San Germano*, sur le

bord du lac d'Agnano, au pied d'une colline à gauche, et à cent pas de la *Grotta del Cane*, à droite, sont à deux lieues de Naples.

On y a construit huit mauvaises petites chambres peu commodes, dans lesquelles on voit sortir des vapeurs qui élèvent le thermomètre de Réaumur jusqu'au dessus de 40 degrés; mais si l'on place cet instrument dans quelques-unes des fissures qui leur livrent passage, il monte au degré de l'eau bouillante.

La grande masse de vapeurs aqueuses exhale du gaz sulfureux et de l'acide sulfurique. On trouve sur les parois une abondante quantité de sulfate d'alumine, et beaucoup moins de sulfate de fer. Ces étuves dont les Romains avaient su tirer parti, comme on peut en juger par des restes de constructions dans la colline, sont maintenant abandonnées.

Il est vrai que le lac dont l'eau est stagnante (ancien cratère en forme d'entonnoir ayant une demi-lieue de circonférence et environné de collines) est insalubre, principalement à l'époque où l'on fait rouir du chanvre. Ses effluves s'étendent en arrière vers le nord-est, sur deux ou trois villages, et même jusqu'au couvent des Camaldules qui en est à une lieue, sur une haute montagne, d'où l'on jouit d'une très-belle perspective. Lorsque je visitai ce monastère avec le révérend docteur Uscot, savant voyageur anglais, les pères franciscains qui l'habitent, nous parurent pâles et cachectiques : celui qui nous accompagnait dit, en nous montrant le lac d'Agnano que nous dominions : voilà la source de la fièvre qui nous afflige à l'époque du rouissage du chanvre ; mais ses effets ne s'étendent pas au delà.

Tout le monde a entendu parler de la Grotte-du-Chien : on ne va pas au lac et aux étuves sans la voir. J'en ai fait ouvrir la porte et j'y suis entré. Elle est creusée dans les roches au pied de la colline. Sa longueur est de dix pieds ; sa largeur de trois pieds neuf pouces , et sa hauteur à l'entrée , de cinq pieds trois pouces. Sa température est de quatorze degrés , Réaumur. Une couche de gaz acide carbonique libre , épaisse d'environ douze pouces , en couvre continuellement le sol. Cette vapeur s'exhale de la terre. Elle se maintient en forme de nuage à sa surface par sa pesanteur spécifique plus grande que celle de l'air atmosphérique ; la lumière s'y éteint, l'eau de chaux blanchit, la teinture bleue rougit, et les animaux qu'on y plonge y périssent. Un homme fit entrer dans cette mofette un chien de moyenne taille qui fut complètement asphyxié en deux minutes. Je le fis porter à l'air libre où il ne tarda pas à être rendu à la vie. Son maître ayant tiré un coup de pistolet dans la grotte , la fumée de l'explosion s'abaissa aussitôt comme une toile d'araignée à la surface du gaz et y produisit des ondulations qui durèrent plusieurs minutes. La couche du gaz , à l'entrée de la grotte , n'a que quelques lignes d'épaisseur. Je m'y couchai sur le ventre ; je n'y trouvai qu'un goût fort acide et il me causa un léger picotement aux yeux. Revenons aux étuves.

Monte secco et *la Solfatara* exhalent pareillement des vapeurs chaudes d'où résultent les mêmes produits

qu'à *San Germano* ; mais la Solfatara donne beaucoup de soufre sublimé.

Les étuves de Néron, qu'on nomme aussi les bains
de *Tritoli* ; sont dans un rocher audessus de la mer,
entre le lac Lucrino et le golfe de Baja, sur la rive de
ce nom. Après avoir monté et être arrivé sous une
voûte qui communique avec plusieurs chambres, où
il n'y a pas un meuble, et dans lesquelles cependant
on prenait des bains et des étuves, on voit deux grands
corridors d'où sortent des vapeurs très chaudes. Ces
corridors, creusés dans la montagne, se divisent en
plusieurs branches et communiquent ensemble près
du milieu par un seul endroit. Après m'être déshabillé,
muni d'un flambeau, j'entrai avec un *cicerone* à droite
dans le premier corridor qui n'a que deux branches,
tandis que l'autre en a sept. Je fus à l'instant mouillé
comme dans un bain et j'éprouvai une forte chaleur que
l'on dit être audessus de 60 degrés. La hauteur de ce
souterrain est d'environ cinq pieds trois pouces, sa largeur de vingt-sept pouces, et sa longueur d'environ
cent vingt pas. Il finit en descendant, au niveau de la
mer, à une fontaine bouillante dont il serait impru-
dent de s'approcher. Mon guide y puisa un sceau d'eau
qu'il apporta au dehors : il y mit des œufs qui furent
bientôt cuits et que nous avalâmes. On a lieu d'être
étonné que ces étuves, autrefois si usitées chez les Romains, soient aujourd'hui négligées par les Napoli-
tains, et tombées toutes presque dans l'oubli.

Le docteur Assalini de Milan, qui s'est fixé depuis
quelques années à Naples, a profité adroitement
de cette insouciance : il a substitué à ce que la

nature offre si abondamment aux habitants, des boîtes fumigatoires portatives que l'on place en tous lieux, sans en ressentir le moindre inconvénient. Il n'y a point de tuyau ni de conduit pour la fumée ou les vapeurs. Il n'emploie aucun combustible, mais seulement des pierres rougies. La solfatare, ayant beaucoup de fumeroles sulfurenses, il y a mis deux de ses boîtes ; mais je n'y ai vu personne. Soit à défaut de commodités (il n'y a qu'une chambre de corps de garde en entrant sur cet ancien volcan), soit à raison de l'éloignement, on préfère se rendre à son établissement de *la villa Reale*, en face de la promenade et des bosquets du *Chiaja*. C'est dans ce beau quartier de Naples que j'ai vu ses boîtes placées dans des appartements dont les dorures des lambris n'ont pas subi la plus légère altération par le gaz sulfureux. Il est vrai de dire qu'il y fait le plus souvent des fumigations ou sèches, ou avec de l'eau de mer, de l'eau minérale, ou des décoctions de plantes aromatiques. La construction des boîtes est fort simple. Le malade peut y entrer et en sortir quand il lui plaît, sans assistant et sans monter ni descendre des degrés. S'il y est assis, il empêche le gaz acide sulfureux d'affecter les organes de la respiration en fermant exactement la boîte et en se servant d'un mantelet ou capuchon de toile de coton serrée rendue imperméable par l'amidon, ou simplement de tafetas gommé. Le perfectionnement fait à ces machines, originairement françaises, a donné lieu à quelques doutes. A la fin de l'année 1817, Mr Assalini a obtenu, à cette occasion, des lettres-patentes du roi des Deux-Siciles. Il appuie ses expériences journalières de celles qui ont été faites dans l'hôpital *del Sacramento* où l'on a administré, dans une année, 6000 fumigations sulfureuses à 500 soldats affectés de gale, tous guéris sans qu'un seul eût éprouvé la plus légère incommodité. La chambre était de médiocre grandeur : on y avait placé six étuves portatives sans aucune ouverture ni ventilateur. Partout où l'on a établi des bains et des douches de vapeurs, on a eu pour principal but d'exciter le système cutané et absorbant.

Le docteur Assalini, qui a servi dans notre armée en Égypte, et qui a corrigé plusieurs instruments de chirurgie, a publié deux volumes in-4° avec des planches : *su l'uso delle stufe artificiali in medicina*, etc. Il y a aussi quelques articles dans le *giornale enciclopedico di Napoli*, entr'autres : *osservazioni pratiche su l'uso delle fumigazioni solforose*, en réponse à des objections du docteur de Carro de Vienne.

Hôpitaux de Rome.

Quel contraste entre Naples et Rome ! La première charme les sens par son grand mouvement, la beauté et la variété de ses points de vue ; l'autre, rappelant d'antiques et intéressants souvenirs, présente une sombre tranquillité ; mais l'imagination s'exalte à l'aspect des monuments grandioses du génie et des arts. Parlons seulement de l'objet qui doit nous occuper.

Il y a dans Rome huit hôpitaux civils et un hôpital militaire : 1° celui du St.-Esprit, le plus considérable, est situé sur la rive droite du Tibre, peu éloigné du château St.-Ange d'une part, du Vatican et de la Basilique de St.-Pierre de l'autre. Il fut construit en

1198, et ensuite augmenté. Il est divisé en plusieurs parties. Deux grandes salles au rez-de-chaussée, entièrement destinées aux hommes atteints de maladies internes, ont de larges croisées des deux côtés ; mais trop élevées et trop près du plafond. Il y avait, le 27 juin, 250 malades ; on peut en recevoir 8 à 900 : il y en a eu jusqu'à 1000.

Il y a un lieu à part pour les maladies chirurgicales. Un autre pour des malades particuliers qui désirent s'y faire soigner, et des salles séparées pour les phthisiques et les scorbutiques.

L'institut de médecine clinique est dans deux petites salles au premier étage. J'y ai vu douze hommes et six femmes. Le docteur de Matheis, professeur à l'université *della Sapienza*, en est le médecin.

Deux autres établissements sont annexés à cet hôpital et en dépendent : l'un, pour les enfants trouvés, sert aussi de refuge et de conservatoire pour les filles ; il y a ordinairement 400 individus. L'autre, nommé *Santa Maria della Pietà*, est pour les aliénés des deux sexes, et renferme quelquefois jusqu'à 200 personnes. On y paie pour chaque insensé une pension par mois. On ne traite que les maniaques furieux, pour lesquels on emploie les saignées multipliées, les chaînes, et les coups de nerf de bœuf ; on n'y connaît pas le gilet de force. M^r le baron de Gerando, qui a été commissaire du gouvernement français, à Rome, en 1811, m'a dit qu'il avait essayé d'introduire l'usage commode de ce moyen coactif, mais que bientôt après, des préjugés prétendus religieux l'avaient fait abandonner.

Les logements , le régime , la propreté , ne carac-
térisent point les intentions philantropiques qui devraient présider à cet établissement. Les familles romaines aisées envoient leurs aliénés à Aversa , près
de Naples.

Les quatre premiers médecins du grand hôpital du
St.-Esprit , sont Mrs Egidi , Ambrogi , Tosti , et San-
tini ; les deux premiers chirurgiens sont Mrs Sernicoli
et Maggi. Le professeur Gaëtano Flajani , adjoint , est
chargé de la partie anatomique et de la conservation
des cabinets. On y pratique l'opération de la cataracte par abaissement , et celle de la taille , selon la
méthode de Cheselden : les résultats en sont ordinairement très-heureux.

On avait établi , depuis dix-huit mois , au premier
étage , trois salles de dissection fort commodes , recevant le jour sur le fleuve. Il y a des tables de marbre blanc , autour desquelles sont creusées des rigol-
les. L'eau y arrive abondamment par une fontaine ,
et s'écoule dans le Tibre.

Les cabinets d'anatomie se composent de trois pièces,
au rez-de-chaussée : une quatrième , à une extrémité ,
forme l'amphithéâtre où les professeurs donnent leurs
leçons. Dans le premier cabinet, sont d'anciennes préparations en cire , données par le cardinal de Zelata , qui
était secrétaire d'état de Pie VI. Les deux suivants contiennent des pièces d'anatomie, dont quelques-unes sont
bien préparées ; dans d'autres , il y a des pièces de pathologie. Il y a une nombreuse collection de calculs
urinaires. Parmi les premières , sont des pièces faites
par Flajani père , il y a 46 ans ; tels sont les systèmes

artériel et veineux injectés, et le système nerveux, placés isolément sur le mur. Son fils, très-distingué par l'étendue de ses connaissances, et à qui l'on doit l'accroissement de ce muséum, m'a montré une préparation sèche, intéressante, qu'il a faite il y a 3 ans.

Un soldat russe, servant dans les troupes romaines, mort à l'âge de 36 ans, d'une fluxion de poitrine, fut ouvert par Mr Flajani. Ce professeur trouva dans le crâne une épingle à friser, de la longueur de près de deux pouces, enfoncée perpendiculairement dans la fontanelle, entre les hémisphères du cerveau jusqu'au dessus du corps calleux, sans le toucher. On voit cette épingle passant latéralement à la gauche du milieu de la faulx, sans intéresser les sinus longitudinaux. La voûte du crâne séparée ne laisse apercevoir aucune impression de l'épingle, dont la tête est placée sur la dure-mère et y est comme incrustée. Il est vraisemblable que ce corps étranger a été enfoncé méchamment dans la fontanelle, lors de la naissance de l'individu. Ce genre d'infanticide, par *acupuncture*, est ancien.

M^r le professeur Fodéré en cite plusieurs exemples dans son *traité de médecine légale*, tome 4, p. 492. Des Russes m'ont dit que ce crime était commun dans leur pays.

C'est en face du vaste édifice de l'hôpital du St.-Esprit, que Pie VI en a fait construire un autre à peu près de la même longueur, dans lequel on a établi l'hôpital militaire.

2° L'hôpital de *Santa Sanctorum*, ou de *San Salvatore*, près de Saint Jean-de-Latran, est destiné exclusivement aux femmes atteintes de maladies internes. Il est divisé en deux grandes parties, et il contient environ 500 malades. Les deux premiers médecins sont les docteurs Sebastiani et Mucchielli, et le chirurgien, Mr Leonardi.

3° L'hôpital de St.-Jacques *in angusta*, reçoit les hommes et les femmes affectés de maladies vénériennes, de maladies chroniques, et de tous les cas du ressort de la chirurgie. Il y a environ 150 malades. Une clinique chirurgicale y est établie et confiée à Mr Sisco. Le médecin est Mr Tagliabo.

4° L'hôpital de *S. Maria della consolazione* est destiné à recevoir les malades des deux sexes qui viennent d'être blessés, qui ont des fractures, des luxations, etc. Il peut contenir 200 lits. Deux chirurgiens, Mrs Severini et Trasmondi y sont attachés. Le docteur Marinucci en est le médecin.

5° L'hôpital de *S. Maria* et *S. Gallicano* est destiné au traitement de la gale, de la teigne, et autres maladies de la peau. Il peut admettre 200 personnes des deux sexes. Le médecin est Mr Poggioli, et le chirurgien, Mr Sernicoli.

6° L'hôpital *della Santissima Trinità* n'admet que des convalescents sortis des autres hôpitaux, afin de les fortifier par des aliments convenables, et de les aider à recouvrer la santé : on ne les y garde que quatre jours.

7° L'hôpital de *S.-Jean-de-Dieu*, administré par des religieux, appelés *Buon Tutelli*, reçoit des malades qui paient directement ou indirectement. Le docteur Porta en est le médecin.

8° L'hôpital de *S. Bono*, quoique plus petit, est un des plus intéressants. On y reçoit sous le secret le plus scrupuleux, toutes les filles enceintes qui veulent cacher leur faute, et les femmes mariées, dépourvues des moyens nécessaires aux dépenses de l'accouchement. Mr Asdrubali, professeur à l'université, est le chirurgien-accoucheur.

Le *jardin de botanique* de Rome a été transféré, il y a peu d'années, de l'endroit le plus élevé du mont Janicule, à l'ancien jardin Salviatti, près du Tibre. Le premier était classé suivant le système de Tournefort; il était défendu alors de parler du sexe des plantes. Mais le nouveau a été planté selon le système de Linnée, et sous la direction du professeur Sébastiani. Ce médecin, homme de talent, est devenu aliéné par suite des tracasseries qu'on lui a fait éprouver : il est à l'établissement d'Aversa, où j'ai conversé avec lui. Le docteur Poggioli est le professeur pour la partie théorique *alla Sapienza*, derrière la place Navone, au centre de la ville ; Sébastiani a été remplacé dernièrement comme professeur de pratique, par son élève le docteur Mauri.

Maladies règnantes; Pratique médicale.

Depuis long-temps on ne cesse de parler de l'insalubrité de Rome, de l'*aria cattiva*, des fièvres intermittentes, souvent pernicieuses, qui y règnent habituellement, de l'influence des marais pontins, etc. Toutes ces plaintes sont plus ou moins fondées. L'opinion des médecins est encore divisée concernant les marais pontins. Le plus petit nombre admet, d'après l'autorité de Lancisi, *de Noxiis paludum effluviis*, que l'insalubrité ne s'est accrue que depuis la coupe des forêts intermédiaires, les bois sacrés des anciens. Ceux de l'avis opposé ne conçoivent pas que les émanations marécageuses puissent être transportées, sans altération, à d'aussi grandes distances : si les vents sud-est en étaient le véhicule, les villes de Velletri, Genzano, Arricia et Albano, qui sont dans ce passage, en seraient plutôt atteintes, et elles seraient plus mal-saines que Rome ; or, l'expérience prouve le contraire. Ainsi, tout en reconnaissant dans les effluves des *Palus* la cause évidente et productive des fièvres en question, on ne peut s'empêcher de rejeter celle de l'influence des marais pontains sur l'ancienne maîtresse du monde. N'est-il pas plus raisonnable d'en rechercher l'origine dans l'absence de l'hygiène publique et privée, dans l'incurie du gouvernement pour ce qui concerne la police médicale, dans l'éducation physique et morale de ses habitants, etc., que de la faire venir de si loin?

C'est dans Rome même, c'est dans son sol, son atmosphère chaude et humide, certaines localités quelquefois inondées par le Tibre, la malpropreté que j'ai vue dans des cours et des allées de plusieurs maisons des quartiers populeux, qu'il faut rechercher les causes de son insalubrité, et des fièvres annuelles meurtrières qui ont toujours fait le désespoir de ses habitants. En effet, le terrain sur lequel Rome est bâtie, les collines et celui des campagnes voisines, n'offre qu'un tuf imperméable ; aussi les eaux pluviales, et celles qui sont retenues ou détournées de leurs cours, par suite

de la rupture ou de l'obstruction de cette multitude
de canaux ou d'aqueducs qui, anciennement, en ap-
portaient de toutes parts, séjournent maintenant à des
profondeurs inégales de la surface du sol. Voici la note
qui m'a été remise, à cette occasion, par le docteur
Gonel, médecin français, établi à Rome, autrefois
chirurgien en chef de nos armées en Italie : cet estimable confrère avait la fièvre tierce pour la troisième
ou quatrième fois, lorsque j'y suis arrivé.

Notre ambassadeur, Mr le duc de Blacas, qui l'avait
aussi contractée, n'a pu rétablir sa santé qu'en allant
passer quelque temps près de Florence, et aux eaux
thermales de Lucques.

« Il s'exhale continuellement des masses d'eau
croupissante sous le sol, dit Mr Gonel, surtout après
les pluies et les orages d'été, des miasmes pestilentiels
de la nature du gaz hydrogène carboné dont il est im-
possible de méconnaître les effets. Cet hydrogène carboné se dégage dans une telle abondance en certains
endroits, qu'il a offert, l'année dernière, sur les bords
du Tibre, en face de la *Ripetta*, le phénomène de
s'enflammer de lui-même. On y voyait de nuit des
flammes qui semblaient s'échapper des crevasses de la
terre. Le docteur Morichini a pu recueillir assez de
ce gaz pour le soumettre à l'analyse et démontrer que
c'est purement de l'hydrogène carboné. Ceci nous ex-
plique pourquoi les quartiers de Rome, voisins des jardins et des *villa* qui occupent plus de la moitié du
terrain contenu dans ses murs, ainsi que ceux qui sont
près des portes, renferment infiniment plus de fiévreux que les quartiers de l'intérieur de la ville : j'en

ai fait la triste expérience quatre années consécutives ,
dans mon habitation du palais Barberini.

Non seulement il s'exhale du sol de Rome , ou plutôt des marais qu'il couvre , du gaz hydrogène carboné , mais encore , et en grande quantité de l'hydrogène sulfuré : l'odorat et la respiration en sont quelquefois très incommodés. On ne sera point surpris de
ces effets , qui s'observent également dans les campagnes, si l'on réfléchit au grand nombre de volcans
éteints qu'on rencontre de toutes parts. Le bassin
même dans lequel Rome est établie, était, selon toute
apparence un volcan (1).

Cette situation de Rome dans un fond circonscrit
par des collines exposées au *Scirocco* , vent très chaud
et très humide , qui y domine toute l'année , favorise
la surcharge d'humidité de son atmosphère. Si l'on y
ajoute l'abondance des gaz hydrogène carboné et sul-

(1) Tout confirme ce que dit ici Mr Gonel ; 1º les palais *extrà
muros* , ceux qui ont beaucoup d'eau , comme la villa Borghèse, sont
insalubres. Lorsque je fus pour me présenter à cette villa , qui
est la plus agréable , ayant une lieue de circuit , près de la porte
Pinciana et du mont *Pincius* , la fièvre en avait fait déserter presque tous ceux qui l'habitaient. 2º La campagne de Rome est nue ,
triste, et manque de grands végétaux , principalement sur les
routes d'Albano , de Frascati, de Tivoli , jusques aux immenses
ruines de la *villa Adriana* , qui offrent encore beaucoup d'intérêt.
En allant à Tivoli , qui est à six lieues de Rome , j'ai passé
sur un canal dont l'eau trouble et bleuâtre répand une forte
odeur d'hydrogène sulfuré : elle vient d'un petit lac nommé
Solfatara , à un mille de la route ; il y avait autrefois les thermes
d'Agrippa. 3º Il est généralement reconnu qu'une grande partie
de la campagne de Rome est volcanique, surtout depuis cette ville
jusqu'à la montagne de Velletri inclusivement.

furé, on jugera que l'oxigène ne s'y trouve plus en
quantité proportionnelle aux besoins de la respiration
et de la conservation des forces vitales. Le système
nerveux, d'abord affaibli par le défaut de cet excitant
indispensable à la vie, rend consécutivement le système
artériel languissant ; de-là une faiblesse générale et le
teint pâle chez la plupart des individus qui vivent pendant un certain temps dans ce climat ; de-là cette pré-
disposition marquée à toutes les affections nerveuses
et aux fièvres intermmittentes de tous les types.

Si enfin on ajoute l'inconstance de l'atmosphère
de Rome et les variations subites de sa température,
les nuits très fraîches qui succèdent à des journées
très chaudes, la rosée abondante qui couvre la terre,
depuis le coucher du soleil jusqu'à huit ou neuf heures du matin, on aura la réunion des causes topogra-
phiques qui concourent au développement des fièvres
intermittentes endémiques de cette Ville ».

Cette opinion du docteur Gonel est aussi celle des
meilleurs médecins de Rome et de l'archiâtre du pape
Pie VII, le docteur Préla qu'il m'a fait connaître.
Aucun n'a jamais eu l'idée chimérique de la contagion
de ces fièvres. Tous savent que les habitants, vivant
sous l'influence des causes générales, ou dans l'air
impur (ce que nous caractérisons clairement aujour-
d'hui par le mot infection) sont plus ou moins exposés à en être atteints. Ils sont convaincus que les fébri-
citants, transportés dans des lieux salubres, n'y ont
jamais communiqué la même maladie.

On m'avait dit que les juifs, réunis au nombre
de 8000, dans le *Ghetto*, quartier resserré et infect,

où ils sont renfermés par deux portes, pendant la nuit,
étaient plus rarement affectés de ces fièvres que les
autres habitants : c'est une erreur. Non seulement les
israélites sont atteints de fièvres intermittentes, mais
ils sont encore très sujets aux fièvres pernicieuses de
ce climat, dont ils éprouvent l'action au plus haut
degré. C'est ce qu'un médecin de cette nation a assuré
au docteur Gonel qui en était déjà informé.

L'ophthalmie est beaucoup plus rare qu'à Naples.
Les fluxions de poitrine et la phthisie pulmonaire
sont communes à Rome. J'ai déjà dit qu'on y croit,
comme à Naples, la dernière éminemment contagieuse. On n'a pas la même opinion dans la Grande-
Bretagne où il meurt annuellement, les trois royaumes
compris, 150,000 personnes de la consomption pulmonaire : (Voyez mon *voyage médical en Angleterre*,
journ. gen. de méd. tom. 22 et 24). En France, des
milliers de faits ont convaincu les praticiens de la non
contagion de cette maladie. Le docteur Puccinotti a
publié à Rome, en 1820, un ouvrage intitulé : *Dei
contagi spontanei e delle potenze mutationi mor-
bose credute atte a produrli ne'corpi umani*, 141 p.
in-4°, dans lequel il prouve qu'il n'y a point en nous
de contagion spontanée. Voici comme il s'exprime,
pag. 88, à l'occasion de la maladie dont il s'agit :
« Giustamente si è meco lamentato più volte intorno
a tale ostinata credenza, l'erudito medico inglese
James Clark : narrandomi come in Roma per forza di
legge si danneggino notabilmente le sostanze di que'
sventurati stranieri, che vi soccombono tisici. Però
di un tale pregiudizio riprendere non si ponno i dotti

medici Romani ; che è gia da molti anni che sono altrimenti convinti, come si rileva dal voto del famoso saliceti, scritto dalle stanze del Vaticano ; ma sen deve accusare la pertinacia del volgo, e la ingordigia di certi parasiti che vivono anche del cadavere dei ricchi forasteri. E sopra questi vili che la nazione deturpano, il governo non può essere tollerante, che con sua perpetua vergogna ».

Dans presque toutes les maladies, la saignée est mise en première ligne : c'est aussi le remède préservatif universel contre l'*aria cattiva* et l'intempérie des saisons. Les vomitifs sont peu employés. Thouvenel, de Nancy, dans son *Traité sur le Climat de l'Italie*, a présenté un tableau des abus de la médecine romaine et notamment de la phlébotomie. Ces abus, avoués anciennement par Asclépiade, critiqués par Celse, et, en des temps plus modernes, par Lancisi, Baglivi, Pascoli, etc., ont pris un tel empire sur l'habitude du peuple, qu'il n'est point de salut en médecine sans *il salasso* : les représentations de quelques professeurs praticiens sont restées sans effet. Je renvoie à la pag. 116 et suiv. de mon *Mémoire sur les fluxions de poitrine*, concernant ce que j'ai publié à ce sujet d'après ma correspondance. On m'a assuré, dans mon voyage, que je n'avais rien dit de trop.

Assistant à la visite de la clinique médicale de l'hôpital du St.-Esprit, je vis un homme atteint d'une péripneumonie au 6ᵉ jour : tous les symptômes annonçaient que la maladie était dans son déclin. Malgré la faiblesse du malade, on lui prescrivit une saignée pour la septième fois. Le professeur De Matheis, dont j'ai reçu l'accueil le plus fraternel, et avec lequel j'eus une conversation sur cette matière, me dit que sur cent malades atteints de fluxions de poitrine, on en perdait environ vingt-cinq.

La nouvelle doctrine italienne y a fort peu de partisants. L'usage du cylindre (stéthoscope) de Mr Laënnec, pour mieux établir le diagnostic des maladies pulmonaires et la doctrine médicale de M^t. le professeur Broussais, n'étaient point encore connus à Rome ni à Naples.

Comme au temps de Galien, l'usage de la glace formée avec de la neige est d'un très-grand secours. On en mêle, aux repas, avec du vin, qui, ordinairement est paillé, et qu'on fait mal à Rome. C'est une opinion reçue depuis longtemps en Italie, que les boissons rafraîchies par ce moyen sont salutaires dans les débilités de l'estomac et contre les émanations des maremmes ; ce qui a fait dire à Castelli : *la neve non puo ricevere contagio*. Plempius rapporte que la pestilence est moins fréquente qu'autrefois en Sicile, depuis qu'on y rafraîchit le vin avec de la neige. Il cite Sanelli, qui assure qu'à Messine, depuis qu'on a introduit cet usage, il y a mille morts de moins par année. (Lancisi. l. c.).

Dépense énorme en quinquina. D'après ce que j'ai exposé touchant les fièvres et le climat de Rome, on doit présumer que la consommation de l'écorce du Pérou est considérable. Dans la plupart des cas, on fait précéder son administration par des saignées. Selon le relevé des douanes, qui m'a été transmis par une personne digne de foi, on consomme annuellement à

Rome et dans les lieux circonvoisins , dix mille deux cents livres de quinquina (la livre médicale est de douze onces), savoir :

A l'hôpital du Saint-Esprit, où l'on en débite environ .... 4,000[l].
A celui de Saint-Jean.............. 2,000.
Dans les autres hôpitaux........... 500.
Dans les pharmacies de la ville...... 200.
Dans les villes voisines............. 3,500.

Total............. 10,200.

On n'emploie pas les préparations arsenicales. Les gouttes de Fowler sont inconnues dans la pratique.

L'eau de *Nanha Toffania* de Naples, si fameuse dans un temps par ses nombreux empoisonnements, et connue sous le nom d'*acqua Toffana*, fût rigoureusement défendue sous le pontificat d'Alexandre VII. On l'a encore appelée *acqua di Peruggia*, parce qu'on prétend qu'elle se préparait dans un couvent de femmes de cette ville. Quoi qu'en disent plusieurs personnes, on croit être assuré à Rome que ce n'était autre chose qu'une solution d'arsénic dans de l'eau de fontaine : quelques-uns supposent qu'on y ajoutait la racine d'une plante vénéneuse. L'acide arsénieux en petite dose était enveloppé de manière à donner la mort lentement, sans que l'on pût découvrir, par l'examen des cadavres et par les réactifs, les traces du poison.

A Florence, des médecins croient que cette composition était faite avec de l'eau distillée du laurier rose (*Nerion oleander*); enfin, en Lombardie on n'y croit plus. Le docteur Rasori m'a dit que tout ce que l'on a débité sur les effets lents et non apercevables de l'*acqua Toffana*, doit être mis au rang des erreurs populaires. Mais les médecins de la basse Italie ne partagent point cette opinion. J. Jacob Plenck (*Elementa medicinæ et chirurgiæ forensis, p.* 38), dit: *criteria aquæ Toffaniæ,* d'après Gmelin: *Vera atrocissimi veneni compositio adhuc latet.*

Un journal de médecine va paraître à Rome sous le titre de *Commentario di medicina metodico-razionale ossia giornale della scienza medica italiana.* Le docteur Ottaviani, qui a adopté la doctrine des *contro-stimuli,* en est le principal rédacteur.

Tableau de la population de Rome au 31 décembre 1819.

Paroisses	81.
Familles	3,510.
Evêques	24.
Prêtres	1,401.
Religieux	1,487.
Religieuses	1,348.
Séminaristes	225.
Malades dans les hôpitaux	2,289.
Prisonniers	1,728.
Mariages pendant l'année	1,440.
Naissances, *idem*	4,299.
Morts, *idem*	6,114.
Hommes vivants	70,294.
Femmes vivantes	63,867.
Total de la population	134,161.

Dans la route de Rome à Florence, par Terni, Spoletto, Foligno, Peruggia, le lac Trasimène, et

Arezzo, les hôpitaux n'offrent rien de remarquable. Pé-
ruggia (Pérouse), ville de 18,000 habitants, a une
université où l'on a commencé à former un muséum
d'histoire naturelle et d'antiquités.

En Toscane, Florence, Livourne, Pise, etc. présentent aux hommes de l'art et à tous les voyageurs des
choses intéressantes.

Hôpitaux de Florence.

Florence a deux hôpitaux : le principal est celui de
Santa Maria nuova; l'autre, nommé *Bonifazio*, en
réunit presque quatre. Le premier avait plus de 900
malades ; il en contient quelques fois 1,200 ; et au besoin un plus grand nombre. Les salles sont très vastes,
tenues proprement, et la plupart ont des fenêtres des
deux côtés. Les hommes occupent un côté de l'établissement, et les femmes l'autre partie. La cuisine, les
dépenses, les magasins, les caves sont dans l'intervalle
ou au dessous.

La cuisine est construite d'une manière particulière
et très économique. La cheminée forme avec le foyer
une espèce de croissant où l'on a construit un large
fourneau sur lequel on place toutes les marmites. Des
tuyaux apportent l'air des salles dans un conduit qui
le transmet avec la force d'un courant, et qui forme
un soufflet dans l'âtre où l'on met le bois. Cinq larges
piliers, presque carrés, formant le croissant de ce
fourneau, renferment des conduits d'eau constamment
chaude que l'on distribue à volonté, par des robi-
nets, pour les bains dans les chambres et pour tous les
usages de l'hôpital. Par un autre conduit séparé, l'eau
froide monte dans un réservoir, renfermant une boule

reuse en cuivre, dont le mécanisme consiste à favori-
ser l'accès de cette eau pour remplacer celle qui manque dans les canaux où ce fluide est échauffé, et empêcher l'altération qu'ils éprouveraient par l'action du
calorique. Lorsque le combustible est consumé et que
la coction des aliments est terminée, on ferme une
soupape comme à un fourneau ordinaire et l'on conserve, pour le temps nécessaire, la chaleur à l'eau des
conduits dont on peut avoir besoin. C'est à un apothicaire que l'on doit la construction de cet appareil, singulièrement utile, salubre et commode, avant que le
comte de Rumfort eût inventé sa cheminée.

Il y a dans une pièce attenante à cette cuisine, une
très belle table de pierre d'un seul morceau, provenant des carrières de Fiesole : c'est un composé de
grès, d'argile, de carbonate calcaire et d'un peu de
mica. L'ayant mesurée, je lui ai trouvé dix-sept pieds
de longueur, deux pieds six pouces de largeur, et huit
pouces d'épaisseur.

Cinq pièces et deux laboratoires composent la pharmacie. Un jardin, contenant beaucoup de plantes, est
annexé à cet hôpital. Le professeur Targioni y donne
ordinairement ses leçons de botanique. Sept médecins
et six chirurgiens sont employés au service des malades
pendant six mois. Le Dr Chiarugi est surintendant général de tous les hôpitaux. Il est le seul inamovible et il
n'a pas d'autre emploi.

Les Drs Nespoli et Polidori sont professeurs de médecine clinique ; Uccelli et Betti professeurs pour la
clinique chirurgicale. Chaque clinique se compose de
24 malades, 12 hommes et 12 femmes. Les chirurgiens

ne peuvent pas faire une opération d'une certaine importance sans appeler l'un des trois *Consultori*, y
compris un adjoint, qui sont établis à cet effet et quelquefois tous ensemble. Si l'un des trois a lui-même
un malade dans le cas d'être opéré, il est obligé de
consulter au moins l'un de ses collègues. On y opère
ordinairement la taille à la méthode de Le Cat. Cependant M⁣ʳˢ Betti et Lazerini m'ont dit qu'ils employaient
le lithotome caché. On opère la cataracte par les deux
méthodes. Quelquefois les maîtres font pratiquer des
opérations, en se conformant à la règle, par des élèves instruits et les plus dignes de confiance.

Les médecins et les chirurgiens ayant fini leur
temps, sont remplacés par un nombre égal. Cette manière d'alterner, chaque semestre, est généralement
blâmée. Elle a commencé le premier janvier 1820 ; auparavant c'était chaque quatre mois. Comme il règne
en Italie deux systèmes, celui des stimulants qui est déjà
bien tombé, et celui des contre-stimulants, il en résulte
que l'on voit souvent les mêmes malades soumis aux
caprices ou à l'empire de la mode : lors de la mutation,
celui qui était traité par les toniques passe de suite aux
débilitants et *vice versa* selon l'école où le médecin a
puisé ses principes. Les malades sont servis par des reli-
gieuses nommées *Oblate*.

L'hôpital de *Bonifazio* est divisé en deux parties :
l'une, tout-à-fait séparée est pour les aliénés. L'autre reçoit en trois endroits différents, 1° les individus
des deux sexes atteints de maladies cutanées ; 2° les incurables et les vieillards destinés à y passer leurs jours ;
3° les militaires. Ces deux dernières parties consistent

en grandes et belles salles, toutes bien aérées. Le local des aliénés est beau, propre et commode ; mais les malheureux maniaques y sont enchaînés. Il y a 93 loges particulières pour les hommes et autant pour les femmes. Les furieux sont constamment isolés. En cas de maladies graves, il y a une petite infirmerie. Aucun n'est au rez-de-chaussée. Chaque sexe a un lieu pour se promener. Le médecin, Mr Joseph Romanelli et le chirurgien, Mr Thomas Gonelli, y résident.

Le 7 juillet, il y avait cent dix hommes, dont trente maniaques, et quatre-vingt-dix-neuf femmes, y compris vingt-cinq maniaques................ 209.

Les autres malades de *Bonifazio*, invalides ou incurables...................... 277.

Ceux atteints de maladies cutanées...... 153.

Militaires........................... 53.

Total....... 692.

Vingt-neuf *Oblate* sont préposées à leur service. Le pain, le vin, la viande, les médicaments, et tout ce qui est nécessaire, viennent du grand hôpital de *Santa Maria nuova*. Il y a cinq jardins ; quatre sont destinés à la promenade de quelques malades. Il y a en outre l'hospice des innocents pour les enfants trouvés.

La Miséricorde. Cet établissement de charité, digne de servir de modèle, est connu sous le nom de confrérie de la Miséricorde, (*Compagnia della Misericordia*): son objet est de porter des secours aux malades et aux blessés, et de les transporter au grand hôpital de *Santa Maria*. L'édifice où se réunissent les frères, et qui appartient à la société, est situé sur la place de l'église métropolitaine, en face du magnifique clocher., tour carrée, haute de 280 pieds, revêtue en entier de marbres de diverses couleurs , dans lequel est la cloche destinée à les avertir. Lorsque la cloche sonne une fois, c'est pour une réunion indépendante d'un événement ; lorsqu'elle sonne deux fois , cela signifie un événement , *caso.*, ou un accident , comme une fracture, une attaque d'apoplexie., etc. ; alors, ceux des frères qui sont de service., se rendent au chef-lieu de l'institution afin de se porter immédiatement au secours de l'individu souffrant. La cloche sonnant trois fois (1) annonce la mort. Les frères arrivés au lieu de réunion , vont enlever le corps à l'endroit indiqué pour le transporter dans une salle de leur établissement et ensuite à l'amphithéâtre du grand hôpital.

Cette confrérie transporte aussi à l'hôpital tous les malades indigents de la ville et des campagnes environnantes. Il n'y a pas d'exemple qu'au son de la cloche , de nuit comme de jour., il ne se soit pas réuni un nombre de frères , double de celui qui est nécessaire pour le service dans les maisons particulières ; si l'on a besoin de changer dans leur lit., des malades atteints de maladies dégoûtantes , de celles que le vulgaire regarde comme contagieuses , ou de grandes blessures., on s'adresse à la Miséricorde qui envoie à l'instant des frères capables et dévoués : ils remplissent leur ministère *essentiellement gratis* , et même ils portent des charités ou quelques douceurs aux malades qui ne sont pas dans l'aisance. Lorsqu'un individu est condamné à

(1) Ici deux ou trois sons de la cloche n'expriment pas les coups. Chaque son équivalant à ce qu'on nomme en France *glas*, est composé de plusieurs coups du battant de la cloche.

mort, ces frères ont le droit d'entrer dans sa prison
pour le consoler , et ils lui font servir pour aliments
tout ce qu'il demande , à quelque prix que ce soit.

Les frères portent les malades ou les blessés dans
des brancards noirs, espèces de palanquins nommés
Cataletti , très-bien construits et recouverts de toile
cirée. Leur nombre est toujours double , afin qu'ils
puissent se relever ; ils gardent un profond silence. Les
voitures et les piétons se dérangent pour les laisser
passer , et chacun salue le cortége si l'on s'aperçoit
qu'il transporte un mort. Les frères sont vêtus d'une
robe noire et d'un capuchon , afin que l'on ne sache
pas le rang ni l'état de ceux qui portent le *Cataletto*.
Quelquefois un prince , un marquis se trouve à côté
d'un tisserand ou d'un cordonnier. On croit être sûr
que le grand duc Léopold l'a porté plusieurs fois.

La confrérie est riche. Son service est dirigé par
un comité composé des plus grands seigneurs de Florence. Le président ou l'un des membres est toujours
présent à la maison centrale de l'institution. Sa fondation , due à des *facchini* (porte-faix), date de l'année
1409. Mr Foureau de Beauregard , médecin français
recommandable à Florence , m'a remis une note extraite du réglement donné en 1789 , par Léopold , aux
deux hôpitaux , de laquelle il conste que la confrérie
de la Miséricorde a subi , à diverses époques , des
changements et améliorations considérables : François
de Médicis lui accorda , en 1576, le local qu'elle possède actuellement. La même institution existe dans
la ville de Pistoïa , où j'ai vu , en bas-relief , sur le haut
de la façade de l'hôpital , les touchants emblèmes de
la société.

Muséum d'histoire naturelle.

Qui n'a pas ouï parler de la riche collection d'histoire naturelle et d'instruments de physique du muséum de S. A. I. le grand-duc de Toscane? Ce bel établissement fait l'admiration des étrangers. Il n'est guère de voyageur, à Florence, qui ne l'ait visité. La première fois que je l'ai examiné, ainsi que l'observatoire qui y est contigu, j'étais avec les docteurs Scarpa et Rusconi, de Pavie. M^r le comte de Bardi en est le directeur ; Mr Nesti, savant naturaliste, le conservateur, et Mr Radi y est attaché pour la partie botanique. On regrette qu'il n'y ait plus de professeurs.

L'observatoire, commode et fourni de très-beaux instruments, est aujourd'hui sans astronome. Le comte de Bardi et des frères de la doctrine chrétienne y font quelquefois des observations. Les nombreux instruments de physique, dont plusieurs sont modernes, ne servent que pour la montre, puisqu'on n'y donne pas de leçons.

Fontana, qui a établi ce musée, en était le directeur en chef : le second était M^r le chevalier Fabbroni, maintenant directeur et administrateur général des monnaies. L'un et l'autre donnaient aux enfants du grand-duc Léopold (devenu empereur d'Autriche, auquel a succédé son fils François II), des leçons de physique, d'astronomie et d'anatomie. Pour faciliter à ces princes l'étude de celle-ci et les dispenser de fréquenter les hôpitaux, Fontana fit des préparations en cire, et de cette époque commencèrent les pièces

nombreuses que l'on voit dans les cabinets. La zoologie et toutes les branches de l'histoire naturelle
firent partie de l'instruction de LL. AA. II. Leur
éducation étant terminée, on demanda au grand-duc
la permission d'y laisser entrer le public, et on l'ob-
tint. Je tiens ces détails de la bouche de M᷉ Fabbroni.

Depuis lors, ce musée est devenu beaucoup plus
riche dans tous les genres. Cependant la partie anatomique naturelle y est négligée, et l'on ne voit de remarquable que les pièces artificielles. On y conserve,
depuis neuf mois, un ver strongle, long d'environ neuf
pouces, sorti de la vessie d'un malade, par les yeux
d'une sonde de gomme élastique dans lesquels il s'é-
tait engagé. C'est le professeur de chirurgie Andrini,
de Florence, qui en a fait don au muséum.

Anatomie en cire. Ce bel art, qui n'est utile qu'aux
amateurs, mais qui ne peut jamais former de vrais
chirurgiens ni de profonds physiologistes, a pris naissance en Italie. Cigoli est le premier qui s'y soit exercé.
Quatre-vingts ans après, en 1680, m'a-t-on dit,
Zummo, Sicilien et contemporain de Rédi, a fait
plusieurs préparations. On possède de lui, au musée
de Florence où je les ai vus, des reliefs en petites
formes, représentant des cadavres de pestiférés dans
trois degrés successifs de putréfaction. Desnoues a re-
vendiqué, à Rome, en 1706, cette invention, et il
prétend avoir donné la méthode à Zummo. Suzini
lui a succédé. A Bologne, Lelli et Mᵐᵉ Penarolini
ont réussi dans cet art, qui a été perfectionné par
l'abbé Fontana. Les Français ne sont pas restés en

arrière. Je ne connais rien de mieux fini et où la nature soit aussi bien imitée que les travaux de M^{rs}.
Laumonier, à Rouen, et Pinson, à Paris, son maître
en ce genre; on peut dire de leurs cabinets : *ament
meminisse periti.*

  Os fossiles. Le Val-d'Arno supérieur, qui s'étend
depuis Peruggia, Cortona et Arezzo jusqu'à Incisa
inclusivement, est riche en ossements de grands animaux : la majeure partie de ceux qu'on y a trouvés est au musée de Florence. Il existait déjà
dans cette collection, quelques os d'éléphants et deux
dents d'hippopotame. En 1808, Mr Nesti démontra,
dans un mémoire, qu'une mâchoire de la collection
appartient à une espèce d'éléphant essentiellement
différent de celui que Mr Cuvier a décrit, et que Blumenbach appelle *Elephas primigenius.* En 1811, on
trouva un squelette de rhinocéros, auquel il ne man-
quait que le crâne. Mr Nesti en a donné la description. La mâchoire supérieure et la voûte palatine
m'ont paru intactes; il n'y manque pas une dent.
En 1813, on a découvert un squelette entier et différents os d'hippopotame, que le même naturaliste se
propose de décrire. J'ai vu que la mâchoire inférieure
est énorme, et qu'elle est pourvue de ses défenses et
des dents, excepté deux incisives, une de chaque
côté des défenses. Les os radius et cubitus sont sou-
dés. En 1819, on a trouvé la base du crâne et les extrémités antérieures du mastodonte à dents étroites.
Mr Nesti se proposait d'en donner bientôt la description dans les actes de la société géologique de Londres :
ceux de la société italienne contiennent un mémoire

de lui sur les ossemens de cet animal. On a encore
exhumé du *Val-d'Arno* une grande tête de cheval,
dont les mâchoires ont toutes leurs dents, les incisives
d'un noir de jaspe et luisantes ; les os de deux ou trois
espèces de bœufs, de cerfs, de hiène, de loup, d'une
espèce particulière d'ours qui diffèrent de ceux des
cavernes d'Allemagne ; de petits animaux, de mouf-
fette, de différents carnassiers, d'un rongeur qui
semble être un castor, et une tortue d'eau douce. M'
Nesti me dit, quelques jours après, qu'on venait de
déterrer différents fruits fossiles, outre celui d'une espèce de *pinus* que M'. Targioni, médecin, croit être
le *pinus pendula*.

J'ai vu aussi chez le même docteur Targioni Tozzetti
une belle collection d'os fossiles trouvés dans le même
val: la plus grande partie avait été recueillie par son père.
Il y a plusieurs os d'éléphant, dont une forte mâchoire
inférieure, des dents de mastodonte, l'extrémité inférieure d'un fémur présumé avoir appartenu à cet
animal gigantesque, et des groupes d'ossements de
diverses espèces d'animaux réunis par une sorte de
mastic ou pétrification. Le Val-d'Arno inférieur a
aussi fourni de ces fossiles. D'ailleurs on en a déjà
trouvé dans plusieurs parties de l'Italie, dans les pentes
des collines sableuses de l'Apennin, qui renferment
aussi les ossements de grands animaux marins, et dans
presque toutes les contrées de l'Europe.

Dans un voyage médical que j'ai fait au-delà du Rhin
en 1819, le célèbre docteur Sœmmering, conseiller
du roi de Bavière, m'a montré, à Francfort, un mémoire qu'il a lu à l'Académie des Sciences de Munich,

dans le mois de janvier 1818, sur les ossements fossiles de l'éléphant, du mastodonte, du rhinocéros et du tapir, trouvés en Bavière. On a aussi rencontré des restes de ces animaux dans l'ancienne Vétéravie, dans le Palatinat, les duchés de Bade, de Darmstadt, etc. On en voit plusieurs, avec ceux de beaucoup d'autres animaux inconnus, dans le muséum du château de Darmstadt. Conduit dans celui du grand-duc de Bade, à Carlsruhe, par M^r. le professeur Gmelin, j'y ai vu une tête de rhinocéros bien intacte, avec toutes les dents molaires trouvées en 1813, dans le Rhin, et plusieurs ossements de l'éléphant nommé mastodonte, retirés du même fleuve.

J'ai vu à Marseille dans le mois de janvier 1820, un fragment de la partie inférieure du fémur d'un mastodonte que Mr Rainaud, négociant français, apportait d'Odessa à Paris. Il avait été trouvé dans le Bog, à cinq lieues de la Mer-Noire. Les épiphises qui forment les condyles, sont légèrement séparées du corps de l'os par une rainure. Cette portion d'os a douze pouces de hauteur, et trente-trois pouces de circonférence à la réunion des épiphises. Elle porte extérieurement un commencement de pétrification, sur laquelle nombre de petits coquillages marins sont incrustés. Elle est maintenant au muséum d'histoire naturelle. Un commissaire russe, m'a dit Mr Rainaud, possède un autre fragment de ce fémur, dont il formait la plus grande portion supérieure. Mr Cuvier estime que l'animal auquel il appartenait, pouvait avoir près de 15 pieds de hauteur.

On sait aujourd'hui combien la Sibérie abonde en os d'éléphant et de *mammouth* ou *mastodonte* à dents

étroites , que les naturalistes ne doivent plus confon-
dre avec le grand *mastodonte* de l'Amérique septen-
trionale , seule région du globe où , jusqu'à présent ,
on ait découvert cette espèce : j'en ai vu dans ce pays
un grand nombre , et j'en ai parlé ailleurs. J'ai pareillement vu à Londres , en 1803 , le squelette entier
de ce *mastodonte* , apporté par Mr Rembrandt Peale,
dont son père , W. Peale , à Philadelphie , est propriétaire. Il y a une assez large ouverture accidentelle
à la partie moyenne et supérieure du crâne. Les défenses , qui avaient été fort endommagées , et que l'on
voyait à terre , parce que , à raison de leur poids , on
en avait substitué d'artificielles , ont 10 pieds 7 pouces
de longueur : celle du squelette total est de 31 pieds.
On en lit les détails dans le mémoire que Mr Peale
fils a publié et qu'il m'a adressé : *an historical dis-
quisition on the Mammouth*, 1803. Mr Peale possède , dans son muséum , un deuxième squelette presqu'entier : l'un et l'autre ont été trouvés dans l'état
de Newyork , en 1801 , et non *près des sources du
Missouri*. Il appartenait aux talents et à la perspica-
cité de M^r le baron Cuvier de débrouiller le cahos
qui existait dans cette partie de l'histoire naturelle ,
de distinguer , par les dents mâchelières , les espèces
fossiles du genre éléphant , et de prouver enfin que le
grand *mastodonte ou l'animal de l'Ohio* , n'était
pas carnivore. Consultez ses savantes *Recherches sur les ossements fossiles* , tome premier ,
2e édition , Paris 1821.

Que de réflexions s'offrent à la pensée , touchant
les dépouilles d'espèces maintenant anéanties sur le

globe et de celles qui ont disparu de notre continent, dont on ne retrouve les individus vivants que sur les autres ! L'étonnement augmente par la continuation des découvertes que l'on fait de ces *exuviæ* organiques dans les États – Unis d'Amérique. Mon ami, le professeur Mitchill, me mande de Newyork, en date du 24 mars 1821, que cet état et les lieux adjacents abondent toujours en fossiles ; que l'on y découvre fréquemment des restes d'animaux éteints, ou dont on ne retrouve plus les mêmes espèces vivantes ; que M^{rs}. Milbert et Lesueur, zoologistes entretenus par le gouvernement français, en font des collections, et qu'ils viennent d'envoyer à Paris plusieurs animaux vivants de ces pays qu'il me désigne. Il ajoute que l'infatigable Mr Milbert a dessiné divers objets fossiles de son cabinet, auxquels il a joint la copie de leur explication écrite par le docteur Mitchill, et qu'il les a expédiés pour la France.

Il résulte des nombreuses recherches de Mr Cuvier, que de plus de soixante-dix espèces de quadrupèdes vivipares et ovipares inconnus et dont il ne reste que les os fossiles, il y en a près de quarante qui appartiennent à des genres nouveaux, et que nulle part on n'a trouvé des os humains vraiment fossiles. On a cru que des squelettes humains, découverts il y a peu d'années à la Guadeloupe, avaient ce caractère et fesaient exception. M^r le Dr Delorme, médecin du roi à la Basse-Terre, m'a informé qu'un de ces squelettes, que l'on dit avoir appartenu à un Caraïbe et qui est incomplet, a été trouvé au bord de la mer, dans la paroisse du Moule, Grande-Terre, Guadeloupe. Il a été bien constaté, que ce squelette, maintenant au musée britannique de Londres, n'est point fossile (*vide* Mr Cuvier, l. c.). On avait aussi publié qu'un crâne humain, trouvé dans une grotte à Alep, était fossile. Mr Catullo m'a dit à Vérone, où il est professeur de zoologie au lycée impérial, que c'est une erreur; que ce crâne, devenu la propriété du comte Dei de Feltre, ayant été mis à sa disposition, il a vu à sa surface extérieure une incrustation de cinq lignes d'épaisseur qu'il enlevait facilement vers le sommet, et qu'il en a donné une description dont Mr Scipion Breislak a publié l'extrait dans le tome 2 de ses *Institutions géologiques*, traduitesdu manuscrit italien en français, par P. J. L. Capmas, 3 volumes in-8°, avec un atlas de 56 planches. Milan 1818.

Jardins de Botanique.

Celui de la ville n'est pas considérable et il a peu de plantes étrangères. Une partie de ce jardin sert à des essais d'agriculture, et elle est réservée à la société des géorgophiles; mais on doit lui donner un autre terrain, en sorte que celui-ci aura en entier sa destination. J'y ai été conduit par le professeur Targioni Tozzetti, très-distingué par ses connaissances en histoire naturelle et possesseur de la collection des fossiles dont j'ai parlé. Celui de l'hôpital Ste.-Marie contient les plantes usuelles.

Il existe à Florence un autre jardin beaucoup plus riche, appartenant au grand duc, près de son palais *Pitti*, entre le muséum d'histoire naturelle dont il dépend, et la belle promenade du *Boboli*. Il y a des serres nouvelles dans un lieu séparé. Mr Radi, qui a passé huit mois au Brésil, en a rapporté beaucoup de graines, dont plusieurs ont levé. Parmi celles qui ont réussi, j'ai remarqué l'*Anda* que les Brésiliens nomment *Anda-vassu*, et dont la croissance en pleine terre était déjà de trois pieds. C'est un bel arbre, à larges feuilles cordiformes, que Mr Radi a observé dans les forêts. Il m'a dit que ses fleurs sont jaunes, longues d'environ un pouce, presque infundibuliformes : il y en a 9 ou 10 pieds dans les deux endroits. J'ai vu aussi les individus suivants : *guetarda scabrosa*, *annona palustris*; *hibiscus pernabucensis*, *hibiscus tiliaceus*; *passi flora mucronata*; des *convolvulus*; plusieurs *mimosa* non décrits, etc. Il y a aussi dans ce jardin trois beaux pieds de l'*ura crepitans* ayant de six à huit pouces de circonférence.

Académies.

Il y a à Florence trois académies avouées et soutenues par le gouvernement; savoir *la Crusca*, la société des *Géorgophiles*, et l'académie des Beaux-Arts. Il y a longtemps que celle *del Cimento* n'existe plus. L'archiduc Léopold, fils du grand-duc, âgé de 22 ans, fréquente souvent les séances de celle *della Crusca*. Il a fait l'acquisition des manuscrits inédits de Galilée que ses héritiers avaient toujours conservés. Il a pareillement réuni ceux des poésies de Laurent de Médicis, dit le Magnifique, dont plusieurs étaient dispersés : il se propose de les faire publier.

Il y a deux écoles d'enseignement mutuel. On se

disposait à en établir une troisième, et une autre pour le dessin.

Il n'y a pas de société de médecine ni de comité de vaccine à Florence. Les personnes de l'art n'ont point de réunion où elles puissent s'éclairer mutuellement, et contribuer aux progrès de la science. Pour une ville de 82,000 âmes et dont la circonférence est d'environ deux lieues, il y a seulement un collége de médecine et de chirurgie, tant pour aggréger les jeunes docteurs reçus dans les universités, que pour les apothicaires, les sages-femmes et la police médicale. On publie un journal sous le titre d'*antologia universale* qui renferme des mémoires sur différentes matières.

Paul Mascagni, l'un des plus savants anatomistes de l'Europe, a habité Florence pendant longtemps, et y a rendu les plus importants services. Son nom est devenu très-célèbre, par le grand et bel ouvrage sur le système absorbant, avec beaucoup de planches bien exécutées, qu'il a publié à Sienne, en 1787, où il résidait alors. Cet ouvrage est intitulé : *Vasorum lymphaticorum corporis humani historia et ichnographia.* Le professeur Mascagni est auteur d'un grand nombre de mémoires, tant sur la médecine et l'histoire naturelle que sur l'agriculture et l'économie rurale. Parmi ces derniers, qui ont été communiqués à la société des Géorgophiles, il en est un sur les pommes de terre qu'il a le premier introduites en Toscane. D'autres sont publiés dans les actes de la société italienne : le tome XI, année 1804, offre les détails des moyens par lesquels il s'est guéri de la gravelle. Il a fait paraître, dans ses dernières années, l'anatomie pour les peintres. Il allait publier un autre grand ouvrage, lorsque la mort l'a frappé par une fièvre pernicieuse, à Castelletto, son lieu natal, dans les Maremmes, le 19 octobre 1815. Il était âgé de 60 ans et 9 mois.

Mascagni était d'une petite stature. Il avait coutume de mâcher et d'avaler tous les jours de l'opium, même en société. Ce remède qui endort les uns et qui empoisonne les autres, était pour lui un excitant qui le tenait éveillé, et le rendait plus apte au travail. Il en avait contracté l'habitude à Sienne, lorsqu'il préparait son grand travail sur les vaisseaux lymphatiques.

Florence a honoré la mémoire de deux médecins toscans, Cochi et Micheli naturaliste, antérieurs à Mascagni, en faisant placer leur buste dans l'église de *Santa Croce*, avec les mausolées de Galilée, Machiavel, Michel-Ange-Buonarotti, Alfieri, etc.

Hôpitaux de Livourne ; Fièvre jaune.

La ville de Livourne, qui est moderne, a deux hôpitaux permanents. Celui de St.-Antoine reçoit les hommes malades, et les militaires séparément : les uns et les autres sont servis par des infirmiers en costume noir, comme nos anciens frères de la Charité. Les salles sont grandes, au rez-de-chaussée, bien aérées. J'y ai vu deux bourgeois atteints de la manie furieuse, contenus dans leur lit par des bracelets de fer et des chaînes. Le 11 juillet, il y avait 109 hommes malades de la ville, et 103 militaires de la garnison. Ceux-ci sont souvent affectés de l'ophtalmie. Le docteur Martolini, leur médecin, m'a dit que depuis dix-huit mois , 650 soldats en avaient été atteints , et que deux en avaient perdu la vue ; mais on voit parmi les pauvres beaucoup d'aveugles à la suite de cette maladie. On en attribue la cause à la poussière sablonneuse enlevée du terrain par les vents et à l'humidité.

L'hôpital Ste.-Barbe , situé sur la place intérieure de la porte de Pise, n'admet que les femmes : il y en avait 120, servies par des *oblate*. On y traite à part les maladies vénériennes comme à St.-Antoine. Un troisième local , appelé St.-Jacques , ne sert d'hôpital que dans les temps d'épidémie. Le service médical se fait dans les hôpitaux civils par trimestre ; les chirurgiens y résident. Les officiers de santé militaires sont en permanence.

La population de l'intérieur de cette ville est de 25,000 âmes , dont 5000 juifs ; et celle de l'extérieur, ou dans la campagne, est de 21,000. Parmi les juifs , la naissance des garçons excède toujours celle des filles d'un cinquième, ou 20 pour 100. Chez les chrétiens , elle est d'un vingt-cinquième , ou 4 pour 100. M.r Guigou , médecin français , résidant à Livourne, qui a fait des recherches sur ce sujet , dit dans sa topographie , que la différence des garçons des deux nations est en faveur des juifs, de 15 pour 100.

L'activité qui y règne par un commerce fort étendu et la tolérance de tous les cultes , y attirent un grand nombre d'étrangers. On y a établi , il y a 16 ans , l'académie Italienne, à laquelle on m'a fait l'honneur de m'associer à l'époque de son institution. Elle a pour base l'accroissement et les progrès des sciences et des arts.

Lazarets. Il y a trois lazarets bien situés, et aussi parfaitement administrés que celui de Marseille. Le chevalier Palloni, qui en est le médecin, m'a conduit dans le plus grand, celui de Léopold que j'ai visité dans toute son étendue. Il est entièrement environné par l'eau de la mer et traversé par des canaux pour les embarcations. Personne, hors les fonctionnaires, ne peut entrer dans celui de Marseille, sans une permission du ministre de l'intérieur.

Maladies règnantes. Les fluxions de poitrine, la phthisie pulmonaire, l'ophthalmie, la dysenterie, les fièvres gastriques et les intermittentes sont communes à Livourne. Le docteur Palloni m'a dit que sur cent morts, il y a environ vingt phthisiques. Les péripneumonies sont presque toujours catarrhales ou bilieuses. Mr Dufour, médecin français, prescrit rarement la saignée, et donne avec beaucoup de succès les vomitifs. Les médecins indigènes ont, dans ces maladies, une pratique opposée. Selon Mr Antonio Giovanetti, médecin des hôpitaux civils, les hommes en sont plus souvent atteints que les femmes : il en est de même pour l'ophtalmie. Ce médecin obtient d'heureux effets de la poudre de digitale pourprée contre la dysenterie. Il commence le traitement par un vomitif, et quelquefois un purgatif salin. Si ces remèdes ne suffisent pas, il donne la digitale, qu'il porte à la dose de 9 grains en trois fois dans vingt-quatre heures. Il a une grande confiance dans ce moyen.

Sa pratique, dans les fièvres intermittentes, consiste à donner, de prime abord, le quinquina avec le tartre

émétique dans la proportion de trois gros pour un grain
du dernier. Si c'est une fièvre tierce, il fait prendre
ce mélange en une dose que l'on répète deux autres
fois dans l'intermission. Si la fièvre est pernicieuse, il
en augmente la dose. En général, ce remède pris dans
de l'eau, purge un peu : s'il y a trop d'évacuations, on
y ajoute de l'opium. Le médecin militaire, Mr Martolini, emploie la même méthode. L'un et l'autre m'ont
assuré que c'était une règle générale adoptée aujourd'hui
à Livourne et dans une grande partie de la Toscane. On
a supprimé les évacuants comme préliminaires. Cependant j'ai vu ailleurs quelque différence; car à Pise et à
Florence, on évacue et l'on supprime souvent l'addi-
tion de l'émétique au quinquina.

Fièvre jaune. On y voit rarement des épidémies :
celles de 1767 et 1780, réputées fièvres bilieuses, oc-
casionnées par les exhalaisons des fossés qui envi-
ronnent la ville, et par ceux qui traversent le quartier
de la nouvelle Venise, ont causé une grande mortalité.
La dernière, en 1804, était la fièvre jaune, qui a régné
pendant trois mois et demi.

Livourne est située sur un terrein bas, horizontal,
au niveau de la mer, et autrefois marécageux, comme
sont encore quelques places sur la droite de la tour
du Phare, nommée *Marzocco*. Les collines en sont
éloignées. La plus près, sur la gauche, distante d'une
lieue, est celle de *Montenero*. Il n'y a presque point
de pente pour l'écoulement des égouts. L'eau des fossés,
qui vient de la mer, est sale, verdâtre et stagnante en
plusieurs endroits. J'ai vu, près de la porte Saint-Marc,
où elle est basse et croupissante, des animaux y

pourrir et couverts de myriades d'insectes. J'ai examiné les égouts de presque toutes les rues : dans la plupart, les immondices étaient accumulées jusqu'à l'ouverture, ou n'en étaient pas éloignées de dix pouces. Les rues pavées en larges dalles, comme celles de Florence, sont généralement très propres ; mais j'ai senti de la mauvaise odeur dans des allées ou des impasses. Comme on manque d'eau potable, on y supplée par des citernes. Il y a sur le port une fontaine dont l'eau abondante vient de quatre lieues.

Quoique située sous le 43ᵉ degré 33 minutes de latitude nord, Livourne a une température douce. L'été, on n'y éprouve pas des chaleurs excessives, et le terme moyen est de 21 degrés, Réaumur. L'hiver, le thermomètre ne descend que 2 ou 3 degrés au dessous du zéro, rarement au-delà. L'air y est très-humide, surtout pendant le vent sud-est ou *Scirocco*. Les autres vents dominants sont la *Tramontana*, ou le nord, et le *Libeccio*, ou sud-ouest, qui est le plus redoutable. Mʳ le docteur Guigou (Topographie de Livourne et ses bains de mer, 1814), croit que celui-ci multiplie sa force par le secours que lui prête le vent de nord-ouest, le plus fort de ceux qui règnent sur la Méditerranée, et que les Provençaux appellent *Maistrale*.

En 1804, la constitution atmosphérique fut extraordinaire. A de fortes chaleurs, succédèrent des pluies abondantes. La population était considérablement augmentée par l'affluence des étrangers. Les magasins étaient remplis de marchandises de toute espèce, et le port encombré de vaisseaux. Il n'est pas éton-

nant, dit le médecin que je viens de citer, et avec
lequel j'ai parcouru les dehors de la ville, que la fièvre
jaune y ait pris naissance. Beaucoup de contestations
se sont élevées à ce sujet, parce que l'on a prétendu
qu'elle y avait été apportée par un navire. Le chevalier Fabbroni, qui fut envoyé par la reine d'Etrurie,
à Livourne, pour y faire établir des mesures politi-
ques et sanitaires, nie entièrement cette importation.
Il m'a assuré, à Florence, en avoir recueilli toutes
les preuves. Ses nombreuses occupations ne lui ont
pas permis de les publier. Outre l'*Anna-Maria*, venu
de la Havanne et de Cadix, que l'on a prétendu être
le foyer de la contagion, parce qu'il était chargé des
substances qui produisent l'infection et qu'il a eu des
malades, on a aussi accusé, dit-il, un autre navire
venant de Fumicino, près d'Ostia, dans les états
romains, dont les matelots sont arrivés atteints de la
maladie. Il atteste avoir trouvé dans la ville plusieurs
sources d'infection ; des égouts tellement remplis,
qu'on pouvait toucher les immodices avec le doigt ;
des maisons et des cours malpropres, des latrines
creusées dans les cuisines ou très près. Il a fait introduire les bras nuds de plusieurs porte-faix dans un tas
de cuirs de *Buenos-Ayres*, débarqués du navire
l'*Anna-Maria* dans un lazaret, où ils ont été maniés
pendant 4o jours sans qu'aucun d'eux en ait ressenti
le moindre mal. Il en a vu un autre, accompagnant
une voiture chargée de matelas et de couvertures,
encore teints des excrétions et de la matière du vomissement des malades, se couvrir de l'une de ces
fournitures, parce qu'il tombait de la pluie pendant

le transport , sans avoir éprouvé aucune incommodité.
Il a ajouté , ce que tout le monde m'a répété , que
parmi les 8000 habitants de Livourne qui ont émigré ,
quelques-uns sont morts de la fièvre jaune , à Pise , à
Florence et dans les campagnes , ayant emporté ou
recevant des effets ou des marchandises , et que personne ne l'a contractée. Ce fait important est publié
par le docteur Gaëtano Palloni , médecin de l'administration sanitaire , dans son *Parere medico sulla
malattia febrile che ha dominato nella città di Li-
verno l'anno* 1804. Il dit aussi que la garnison française , partie de Livourne pour Pise , lorsque la maladie était dans toute sa force , et emportant son hôpital , avait des soldats encore convalescents de cette
fièvre , que ceux-ci communiquèrent avec tous les
habitants de Pise , et que la fièvre jaune ne s'y est
montrée dans aucun temps. Il déduit de ces observations des corollaires , et termine par ceux-ci : *Che le
merci di ogni genere non sono state per verun conto
veicolo di contagio ; e che la malattia è stata assai
limitata in Livorno , e non si è punto estesa al di la
di lui.* On a cité , comme preuve de la contagion , la
mort de quatre garçons boulangers pour avoir couché
sur des sacs dans lesquels ils avaient porté des biscuits
au navire espagnol et qui y étaient restés 48 heures :
ils les avaient étendus sur la terre au rez-de-chaussée.
J'ai visité deux fois cette maison , rue St.-Antoine. La
première fois , j'étais accompagné par le docteur Dufour qui m'a montré la place précise du sol non pavé ,
sur laquelle ils avaient couché. Je lui ai fait remarquer que ce lieu est tout près d'une porte communi-

quant à une petite ruelle humide, fort mal-propre, et ayant une odeur fétide.

Les résultats ci-dessus sont les mêmes que dans les États-Unis d'Amérique, à Vera-Cruz et aux Antilles. Il est constant que hors de la sphère d'activité de l'infection, que souvent on peut préciser à quelques centaines de toises, il n'y a plus de fièvre jaune. En fera-t-on une exception, et dira-t-on que si elle n'est point contagieuse dans ces contrées, elle a une propriété opposée en Espagne ? C'est comme si l'on disait que la petite vérole, la rougeole, etc., sont contagieuses en certains pays, et ne le sont pas dans les autres. Maintenant les débats sont plus animés que jamais sur la contagion et la non contagion de la fièvre jaune. C'est une chose bien déplorable de voir parmi les médecins cette diversité d'opinions, cette succession d'hypothèses et de systèmes, cette subtilité d'arguments qui nuisent tant aux progrès de la science. Hélas ! n'en a-t-il pas été de même lors de la découverte et de l'introduction de certains remèdes héroïques et des deux inoculations ? Ainsi va le monde. En beaucoup de choses et par le temps qui court, ce ne sont que sophismes, contradictions, orgueil ou imposture. En médecine, il ne faut que des faits : chaque adversaire en appelle à leur témoignage ; mais on ne les voit pas toujours tels qu'ils sont, parce que les sens peuvent tromper, et que le discernement est incertain et *le jugement difficile*.

Voyez ceux qui écrivent sur le sujet dont il s'agit : les uns n'ont jamais observé la maladie ou n'ont suivi que quelques malades ; les autres, témoins d'une seule

épidémie ou d'une portion, s'abandonnent aux premières impressions qu'ils reçoivent des clameurs, ou
de l'opinion populaire, ou ils subissent le joug d'un
parti, et tranchent la difficulté. Mais des épidémies
subséquentes, bien observées dans tous leurs degrés,
rectifient leur erreur, ou confirment leur jugement.
Ils conçoivent que ces épidémies, entièrement atmos-
phériques, souvent très meurtrières, et ne se déve-
loppant qu'à des époques fixes, par la chaleur, sont
tout à fait différentes des épidémies contagieuses qui
ne changent point de nature, quelle que soit la saison,
et que le principe de la contagion est indépendant de
l'air libre. Quelques autres enfin, qui ne sont point
médecins, sans connaître un viscère ni un seul organe
du corps humain, sans avoir fait d'ouvertures de cadavres, ni assisté à celles qui se font dans les hôpitaux,
et sans l'habitude de rechercher et d'analyser toutes les
circonstances des épidémies, sortent de leur profession, et publient aussi des ouvrages, des compila-
tions et des erreurs sur la fièvre jaune.

Guidés par le seul désir de la vérité, dépouillés
de tout système et de vues ambitieuses, nous avons
étudié la fièvre jaune sur les lieux et dans le calme
de l'indépendance. Attachés spécialement à la médecine d'observation, aucune autorité n'a pu nous do-
miner. Après notre fuite des horreurs du Cap-Français au continent, la situation des hôpitaux militaires, pour la France, à la tête desquels nous étions
placés (le docteur Devèze, en Pensylvanie, et moi,
en Virginie), nous procurait le double avantage de
comparer les événements de ces théâtres de deuil et de

douleur, de rapprocher les faits, tant ceux de l'intérieur des villes que ceux des campagnes, et nous
permettait d'en déduire des conséquences. Des milliers de faits incontestables, des preuves réunies jusqu'à satiété, et pas un fait négatif nous ont convaincus
que cette maladie n'est point contagieuse. Que des
professeurs en médecine, des académiciens, des hommes d'état prononcent le contraire ; nous n'aurons
plus qu'à leur dire : allez l'observer, pendant le temps
nécessaire, dans les contrées où elle se développe ;
montez, comme nous, à la brèche du danger, et vé-
rifiez les faits (1).

Depuis le commencement de ce siècle, quatre
Commissions de médecins français ont été envoyées
en Espagne, dans le dessein très louable d'y observer
la fièvre jaune. Où ces médecins courageux compo-

---

(1) M. Hyde de Neuville, ministre du Roi en amérique, s'était
déjà assuré de la non contagion de la fièvre jaune. Il a remis au D^r
Devèze une note sur son opinion, résultant de sept années d'études, et lui a permis de la publier. Le Dr N. Chervin, médecin
français, voulant connaître à fond la vérité à ce sujet, a entrepris
à ses frais un long voyage. Après avoir visité l'Archipel des Antilles, pour y observer cette maladie et recueillir tous les docu-
ments qui y sont relatifs, il est allé au Continent. Il a parcouru le littoral des États-Unis. Il s'est trouvé dans la terrible
épidémie de Savannah, en 1820, où la mortalité de la population qui n'avait pas émigré, a été d'un sur cinq. Il est cité
honorablement dans le rapport publié par ordre du conseil de la
ville. Il a fait un nombre considérable d'autopsies. Depuis près de
trois ans que cet infatigable médecin continue ses recherches, la
masse immense de faits qu'il a rassemblés, prouve irréfragable-
ment que la maladie endémique, nommée *fièvre jaune*, n'est point
contagieuse. Bientôt il fera jouir sa patrie du fruit de ses travaux.

sant les trois premières Commissions sont arrivés trop
tard, la maladie finissant ou ayant cessé, ou il ne
régnait pas d'épidémie. Les uns sont restés dans le
doute philosophique ; les autres se confiant dans la
tradition orale ou dans des relations erronées, dont
on n'aurait pas alors permis l'impression, si elles
eussent prononcé la non contagion, ont fixé leur
opinion d'après les ouï-dire, les exagérations et les
rapports fallacieux auxquels des médecins espagnols
étaient contraints. Ainsi, de ce côté, le but avait été
manqué complètement.

Dans l'automne de 1821, une quatrième Commission est arrivée à Barcelone, pendant que l'épidémie
était au *summum* de ses ravages. Honneur à nos
vaillants et généreux confrères ! Placés au milieu de
l'infection, respirant l'air corrompu par tant de causes locales, et soumis aux mêmes influences qui frap-
paient les habitants, deux ont contracté la maladie ;
un a succombé. Une mortalité effrayante imprime
ordinairement au public l'idée de la contagion et de
l'importation. La terreur qu'elle inspire fait qu'on ne
se persuade pas facilement qu'elle n'est point l'effet
du contact, ni des vêtements, ni des marchandises ;
que sa cause prochaine soit exclusivement le poison
flottant dans l'air que l'on respire, et que sur trente
personnes dans une maison, vingt-cinq puissent y
perdre la vie. Voilà l'erreur, voilà ce qu'on prend
mal à propos pour la contagion, et ce qui a donné
lieu à ce sophisme : *Que la fièvre jaune n'est épidémique que parce qu'elle est contagieuse.* Alors,
il faudrait donc en dire autant des fièvres des marais,

de celle de Walcheren, qui a détruit une grande partie de l'armée anglaise, etc. Mais, assurez-vous bien si ceux qui fuient, qui échappent à la surveillance des cordons, comme il y en a un grand nombre, et qui se réfugient loin de la mer ou des fleuves, y communiquent la même maladie. La vérité vous répondra négativement. Des renseignements de différents lieux, ceux d'anciens médecins, nos correspondants à Barcelone même, qui y ont vu la fièvre jaune pour la troisième fois, et qui savent qu'elle ne provient que de l'insalubrité du port et de la ville, confirment pleinement cette assertion.

Nous ne répéterons pas ce que nous avons déjà publié sur le développement spontané de la fièvre jaune dans des vaisseaux. Qu'il suffise, pour ceux qui ne croient pas à une telle origine, de rapporter ici que des médecins du Roi, aux Antilles, Mr Lefort, à la Martinique, et Mr Delorme, à la Guadeloupe, nous en ont fourni de nouvelles preuves. Ce que le docteur Lefort m'a adressé, concernant cinq bâtiments de guerre, entrés au Fort-Royal dans l'espace de 4 années, et ayant à bord la fièvre jaune, sans l'avoir communiquée, ni dans cette ville, ni au Fort-Bourbon, est d'une grande importance. Voyez l'extrait des détails dans le journal universel des sciences médicales, octobre 1821.

Quelques esprits droits, forts des principes d'une bonne logique, et qui avaient cru à la contagion de la fièvre jaune, ont avoué honorablement leur erreur. Déjà ces exemples ont été imités par un savant qui a exploré toute l'Italie, et qui était à Livourne pendant

l'épidémie de 1804. Mr A. Thiébaut-de-Berneaud ,
bibliothécaire de la bibliothèque Mazarine , et auteur
de plusieurs ouvrages estimés , croyant à l'importation et à la contagion de la maladie , écrivit à M[r] le
Dr Desgenettes , une lettre qui a été publiée et dont
on a fait un rapport à l'Institut. Après avoir pris connaissance des pièces du procès , il a reconnu avec
candeur qu'il s'était trompé ; il a publié sa rétracta-
tion dans un journal qu'il rédige , la *Bibliothèque
physico-économique* , cahier de décembre 1820 , et
dans le premier cahier des *Tablettes universelles.*

Au milieu du choc des opinions qui entretiennent
la perplexité , les gouvernements français et espagnol
ont pris le parti de faire observer des quarantaines
rigoureuses , et d'établir des lazarets temporaires : on
se propose d'en créer , chez nous , de permanents ,
d'occasionner de grandes dépenses et d'augmenter les
entraves du commerce. Ne serait-il pas plus nécessaire d'employer tous les moyens hygiéniques propres
à détruire les causes de la maladie et à la prévenir ? car,
on peut s'y attendre ; elle reparaîtra sur le littoral de l'Espagne , lorsque l'intensité de la chaleur et de l'humidité
seront favorables au dégagement des miasmes des substances en putréfaction, et que ces émanations ne seront
pas suffisamment balayées par les vents.

Il appartiendrait au gouvernement français , qui
fait tant de choses pour les progrès des sciences et
des arts , de faire résoudre la question et de mettre
fin à la controverse. Mr Devèze , dans son *Traité* et
dans un *Mémoire* adressé an Roi et aux Chambres ,
terminé par des corollaires aussi solides que précis ,

propose qu'il soit ordonné des expériences : les moyens en seraient simples et faciles. Nous pensons qu'ils devraient consister à opérer tous les modes possibles de contact et tous les genres d'inoculation ; mais de rigueur hors des foyers d'infection et dans des lieux salubres. Nous avons déjà la certitude que les insertions pratiquées en Amérique avec la matière du vomissement noir, la salive, la bile, le sang, ou leur déglutition ont été sans effet. Il faudrait donc ordonner la cohabitation avec les malades, faire porter la chemise des morts, en frotter la peau, y tenir appliqués des linges imprégnés de la sueur des agonisants, etc. Quoique cela ait été fait à dessein ou accidentellement dans les États-Unis, il importe qu'en Europe on soit persuadé par des épreuves authentiques. Loin d'y mettre obstacle, nos législations ne peuvent que les encourager ; il ne serait point inhumain de les pratiquer. Le Roi, dont la clémence et l'inépuisable bonté sont les vertus caractéristiques des Princes de sa maison, a seul le droit de faire grâce et de commuer les peines. C'est ainsi qu'à Londres, lors du retour de Constantinople, de lady Montagu, Georges II ordonna, en 1721, que sept criminels fussent inoculés de la variole. On peut voir les circonstances de cette anecdocte dans notre *Traité historique et pratique de l'inoculation*, pag. 48 et suiv.

Hôpital et Université de Pise.

La ville de Pise, bâtie dans une plaine riante sur l'Arno et à deux lieues de la mer, a une population d'environ 16,000 âmes. Elle ne possède qu'un seul hôpital, nommé *Santa Chiara*, et la maison des *Trova-telli* (Enfans trouvés); l'un et l'autre sont situés sur la place où sont le dôme, le baptistère, la belle tour en marbre inclinée, ou *Campanile*, et le *Campo Sancto*, toutes choses admirées des étrangers. L'hôpital peut recevoir 300 malades; je n'y en ai vu que 139. Les salles sont belles; les fenêtres, des deux côtés, sont élevées comme à Florence et à Livourne. Les femmes, séparées, sont servies par des *oblate*. Le service médico - chirurgical se fait par trimestre, mais il y a pour la clinique un médecin et un chirurgien qui appartiennent à l'université, et qui sont inamovibles. Le célèbre professeur Vacca - Berlinghieri, qui m'a accompagné, en est le chirurgien en chef. Ses fonctions consistent à pratiquer les grandes opérations et à consulter avec les chirurgiens ordinaires. Il a opéré la taille par l'instrument du frère Cosme, et en dernier lieu, selon la méthode de Mr Simon, qui consiste à extraire la pierre de la vessie par l'intestin rectum. Sur huit sujets, une seule opération a été malheureuse. Le mémoire qu'il a publié sur la taille *recto-vésicale* vient d'être traduit par Mr Blaquière. Il en a publié un autre sur une nouvelle méthode de pratiquer l'œsophagotomie dont on trouve l'extrait dans le Journal universel des sciences médicales, mars 1821.

Il a obtenu six fois la cure des varices aux jambes, dont deux fois sur des femmes, par la ligature de la veine saphène principale, au - dessus du genou, et sans bandage, d'après le procédé d'Évrard Home. Il m'a fait voir un homme, qu'un chirurgien de l'hôpital avait opéré la veille, en pratiquant la section de la veine à quatre travers de doigts au dessus du genou , et en appliquant un bandage roulé sur toute la jambe. L'opérateur a levé l'appareil en ma présence. Une légère compression était aussi exercée sur le lieu de l'incision. On a voulu , par ce procédé , faire la comparaison des deux résultats. Mr Vacca m'informe , neuf mois après ma visite , que la ligature de la grande saphène se pratique maintenant en Toscane avec beaucoup de succès , et qu'un chirurgien va publier un mémoire sur ce sujet. On fait des dissections et des leçons d'anatomie dans cet hôpital ; mais , comme à l'université , il n'y a point de collection ni une seule pièce anatomique.

Le climat de Pise est très sain. La phthisie pulmonaire y est moins fréquente qu'à Florence et à Livourne. Les fièvres intermittentes y sont maintenant rares. Les pernicieuses sont apportées des Maremmes, et les ophthalmies ne s'observent , le plus ordinairement , que sur des personnes venant de Livourne. Ainsi que dans cette ville , on fait usage de la digitale pourprée contre la dysenterie. On n'y voit point le goître , rarement les scrophules et le rachitis. Le chevalier Vacca observe la fistule lacrymale plus souvent chez les femmes que chez les hommes. Il connaît à Pise deux albinos nyctalopes , savoir, un homme de 40 ans , et son fils, âgé de 6 ans , tous deux de naissance. Leurs cheveux et leurs sourcils sont blancs. Ils ne peuvent voir distinctement les objets que la nuit. J'ai appris qu'il y en a d'autres en Toscane ; j'en connais en Provence ; nous en avons un à Nancy, mais qui n'est pas tout à fait nyctalope ; j'en ai vu plusieurs en Amérique, principalement des nègres devenus blancs.

La pratique de cautériser l'occiput des enfants nouveaux-nés pour les préserver de l'épilepsie, est depuis longtemps abandonnée en Toscane. J'ai pris, en différents lieux, des renseignements à ce sujet, parce que j'en ai parlé, dans le sens négatif, dans mon mémoire concernant l'application du cautère actuel sur la tête, etc., pag. 122. Mr Vacca m'a dit avoir vu un forgeron épileptique, dont la jambe a été tellement brûlée dans un accès, qu'il a fallu la lui amputer à l'hôpital. L'épilepsie a été suspendue pendant neuf mois, y compris trois mois pour la guérison du membre amputé ; mais ensuite elle a recommencé comme auparavant.

L'*Université* de Pise, composée des quatre Facultés, a environ 700 étudiants : 100 y sont envoyés par des communes de la Toscane, qui paient leur pension d'après des legs qui ont été faits par des personnes riches. Les autres sont envoyés par un Collége du Piémont, nommé *Collegio Puteolano*, d'après une fondation faite par le comte de Pozzo, piémontais, qui était évêque de Pise. Le local est petit et mesquin. La salle où l'on fait les examens et les réceptions est la seule passable. Quelques professeurs de médecine théorique y font leurs leçons : celui de chimie les donne chez lui. Les salles du premier étage sont occupées par la Chancellerie et des employés. On en préparait pour y placer la bibliothèque qui était à l'observatoire. On donne aux étudiants quatre mois de vacance. La doctrine du *Contro-Stimulus* n'a pas fait fortune à l'école de Pise, et il est vrai de dire qu'elle ne domine point en Toscane.

Le *Jardin de Botanique* est beau et fort bien tenu. Il renferme au-delà de 4000 plantes. La douceur de la température permet d'y cultiver en pleine terre plusieurs arbres et arbrisseaux exotiques. M^r le Dr Savi, qui en est le directeur et professeur, a publié une matière médicale-végétale ; un ouvrage sur les grands arbres de la Toscane et sur les arbres exotiques ; une *Flora Pisana*, et un *Botanicon Etruscum*, dont il a paru 3 volumes in-8°.

Proteus anguinus. Mrs Savi père et fils s'occupent aussi de l'histoire naturelle. Ils avaient reçu, depuis vingt jours, trois individus du *Proteus anguinus*, que le professeur André Vacca leur avait apportés vivants de Trieste, où ils les avait obtenus de Mr Zampieri, apothicaire. Celui-ci les avait conservés pendant trois ans dans un vase rempli d'eau, sans aucun aliment. Ils provenaient des grottes de la Carniole, seule contrée où jusqu'à présent on trouve ces animaux qui vivent dans l'eau à l'abri de la lumière. Ils ont péri après leur arrivée à Pise. L'un d'eux m'a paru avoir neuf pouces de longueur (le protée en a jusqu'à douze), et la grosseur du petit doigt, légèrement applati. La tête est plus grosse que le corps. La peau est lisse et grisâtre comme celle d'une anguille. On ne voit pas d'yeux, mais par une dissection faite avec soin, on les découvre sous une peau fine qui diminue l'activité de la lumière. Le *Proteus anguinus* se rapproche de l'organisation des reptiles. Il semble, au

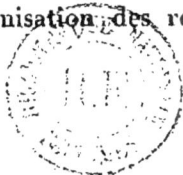

premier coup-d'œil, que c'est un poisson à quatre pattes. Deux petits bras, à trois doigts, sont situés derrière les ouïes; deux autres, vers la queue, n'ont que deux doigts. Il a de l'analogie avec la sirène, la certine et la salamandre aquatique. Les branchies, qui lui servent de poumons, ont une forme et une structure singulières. Il sort de chacune trois branches, qui se divisent en petits rameaux comme des festons très rouges. Laurenti en a parlé le premier en 1768, Scopoli, en 1772, le professeur Schreibers, de Vienne, en 1801, et M** Configliachi et Rusconi en ont publié une monographie complète, avec des planches, à Pavie, en 1819. Ce magnifique ouvrage, in-4°, a pour titre : *Del Proteo anguino di Laurenti.*

J'ai vu ensuite au musée, à mon retour à Florence, par Pistoïa et Prato, en sortant du duché de Lucques, deux *Protei anguini* que l'archiduc Léopold y avait apportés de Vienne, l'année précédente. M* Nesti me dit que le professeur Rudolph, de Berlin, passant par Florence en 1818, en emportait deux qu'il avait pris à Trieste; qu'il les conservait, dans de l'eau, à l'abri de la lumière, mais qu'il en est mort un à Bologne, où je l'ai vu dans le musée; l'autre n'a vécu que jusqu'à son arrivée à Berlin. Il a remarqué que cet animal s'agitait considérablement et donnait des signes de mal-aise, lorsqu'on l'exposait à la lumière, et qu'alors sa peau devenait rouge. J'en ai vu deux autres individus placés dans le cabinet de l'université de Padoue, par M* Renieri. Ce professeur m'a dit qu'il en avait apporté seize des cavernes de la Carniole, et qu'ils sont tous morts; mais que le baron de

Zoïs, à Leybach, en a conservé pendant sept ans dans de l'eau, en la changeant tous les deux jours. Le seul que j'aie vu vivant est chez le Dr Rusconi, à Pavie. J'y reviendrai à l'article de l'université de cette ville.

Eaux thermales de la Toscane.

Eaux de St.-Julien. Joli établissement au pied du mont *San-Giuliano*, à une lieue et demie de Pise. Il est divisé, pour les sexes, en deux parties ; l'une, orientale, et l'autre, occidentale, séparées par une place, sur laquelle passe la route. Quoiqu'il y ait peu de maisons, on y est bien logé. Il y a un grand bâtiment, où sept salles sont destinées aux réunions d'agréments des baignants. Il y a des baignoires en marbre, et des bassins de même nature, où plusieurs personnes peuvent entrer. C'est dans un de ceux-ci que j'ai pris un bain. Il y a aussi des cabinets pour les douches. Tout y est commode et d'une grande propreté. Les eaux chaudes sortent de la montagne par plusieurs sources qui, réunies en abondance, sont ensuite distribuées par différents conduits dans un très court trajet. La quantité et la température sont invariables. Le maximum *del pozzetto* du bain oriental, est de 33 degrés de Réaumur, et le minimum, 23. Leur goût est acidule. On s'aperçoit surtout après les avoir bues, qu'elles contiennent du gaz acide carbonique. Il paraît que de toutes les eaux thermales de l'Europe, celles de Pise tiennent le plus de substances en dissolution, et ensuite celles de Wisbaden, ainsi que le docteur Péez me l'a dit en cette ville, en 1819, où il préparait un travail sur les sources minérales du duché de Nassau.

Dans le siècle dernier, cinq médecins ont écrit sur les eaux de Saint-Julien : les premiers sont Jean Cocchi, et Bianchi. On estime comme le meilleur ouvrage, *l'analyse chimique des eaux et des bains de Pise et de l'eau acide d'Asciano, par G. Santi*, publié en 1789. Il résulte de l'analyse de ce professeur que 100 livres de l'eau du *Pozzetto* évaporée ont donné

Air fixe libre (acide carbonique) grains.	187.
Natron vitriolé (sulfate de soude)......	203.
Natron muriaté (muriate de soude).....	265.
Chaux vitriolée (sulfate de chaux).....	269.
Magnésie vitriolée (sulfate de magnésie).	325.
Magnésie muriatée..................	189.
Chaux effervescente (carbonate de chaux)	281.
Magnésie effervescente (carbonate de magnésie..........................	87.
Argile............................	46.
Silice	12.
Grains.....	1874.

ou vingt-six gros deux grains.

Le Dr Antonio de Punta est le premier médecin de ces eaux. Il m'a dit le 14 juillet que mille personnes, dont plusieurs étrangères, était déjà venues, cette année, en faire usage. Il n'y en avait alors que deux cents.

On communique de Pise à Saint-Julien par une très belle route unie, côtoyant un canal sur lequel une galiotte remonte et descend tous les jours. De Pise à Lucques, distance de 5 lieues, et de là à Florence, qui

en est éloignée de 14, par Pistoïa, on traverse une con-
tinuité de jardins et de champs très bien cultivés, où les
irrigations sont pratiquées avec intelligence : ces contrées sont délicieuses. Le peuple de Toscane et du
duché de Lucques est doux, poli et heureux. Il n'y a
point de brigandage, ni dans les deux autres duchés,
comme dans le royaume de Naples et les environs de
Rome où, en plein jour, la sécurité commande de se
faire accompagner par des gendarmes.

Eaux de Montecatini. La ville est sur une montagne au bas de laquelle sont les sources et les bains,
près de la route de *Valdenièvole*, à peu de distance
de *Borgo-Buggiano*. Il y a quatre sources différentes
et séparées dont deux thermales. La première, qu'on
nomme Léopoldine, a 26 degrés R.; c'est la seule où
l'on se baigne dans un joli bâtiment situé sur un terrain
uni et tout près d'une allée qui va de la route aux autres sources et à la ville dont elle est la plus éloignée.
Je m'y suis baigné comme à toutes celles que j'ai vi-
sitées. Deux des bassins sont pour les pauvres. Il y a
des maisons aux environs où se logent les baignants.
On ne boit pas de cette eau qui est salée, mais on
fait usage d'une autre qui l'est très peu et qui a un
goût acidule. La deuxième, ou le bain royal a 21 degrés. La troisième, nommée *Tettuccio*, est un peu salée, elle a 19 degrés ; et la quatrième, particulièrement acidule et légèrement salée, en a 18. Les deux
dernières sources les plus rapprochées de la montagne
sourdent dans deux grands bassins qu'on appelle mal à
propos *cratères* où l'eau bouillonne, dans l'un surtout, par le dégagement de l'acide carbonique. L'amas

d'eau de ces deux sources est entouré et contenu par des murs très épais en pierres de travertin et en briques. L'eau de la source *Tettuccio* jouit d'une grande réputation comme apéritive et laxative. On en fait beaucoup d'envois dans quelques parties de l'Italie. Je l'ai vue prescrire, à Florence, dans la dysenterie, et à Bologne, dans des affections aiguës, à titre de laxatif.

Les *eaux de Montecatini* ont été analysées et décrites par Alex. Bicchierai dans un volume in-folio, avec des planches. Le docteur G. Barzellotti, professeur en l'université de Pise et mon ancien correspondant, que j'ai trouvé à ces eaux, dont il est le médecin, doit en faire recommencer l'analyse. Ce savant auteur de plusieurs ouvrages, doit publier un travail sur les eaux minérales de la Toscane. On trouve aux environs de Sienne cinq autres sources que je n'ai pas vues. Elles ont été décrites par le professeur G. Santi de Pise : voyage au Montaminata et dans le Siennois, traduit par Bodard, 2 vol. in-8°, savoir: *Chianciano*, *Vignone*, *alceto*, *S. Filipo et S. Casciano*. Les deux dernières contiennent beaucoup d'acide carbonique. Celles de *S. Casciano*, provenant de plusieurs sources, ont de 33 à 36 dégrés Réaumur.

Eaux thermales de Lucques.

A dix milles de la ville de Lucques, peuplée d'environ 20,000 habitants, se trouvent des eaux chaudes célèbres en Italie. On y arrive par un vallon, quelquefois rétréci en côtoyant le *Serchio*. Quatre sources principales sont sur les trois quarts supérieurs d'une haute montagne, environnée de plusieurs autres , d'où l'on jouit d'une vue pittoresque. Une cinquième sort au pied et de l'autre côté de la montagne , où il y a un village appelé *la Villa* , et près du palais de S. M. la duchesse souveraine qui l'habite ordinairement pen— la saison des eaux.

Les sources (on en a porté le nombre jusqu'à dix) arrivent sur la montagne dans quatre bâtiments sépa— rés ; dont deux plus petits sont les plus éloignés en descendant : ils sont tous commodes tant pour les bains et les bassins en marbre que pour les douches. On reçoit celles-ci assis , par une machine particulière conductrice de l'eau , en ne découvrant que la partie malade, ou même sans qu'elle soit aperçue. On em— ploie le même procédé à St.-Julien et à Montecatini. Leur température est invariablement de 43 , 35 et 24 dégrés de Réaumur. Outre le gaz acide carboni— que libre , les carbonates , sulfates et muriates que Moscheni y a trouvés par l'analyse, le chimiste anglais sir Humphrey Davi y a découvert un peu d'oxide de fer et de silice. Elles m'ont paru à peu près comme celles de Plombières et de Bath en Angleterre : ou les prescrit dans les mêmes vues contre les rhumatismes , les affections cutanées , la leucorrhée , la débilité des voies digestives , les obstructions , etc. On en use aussi avec fruit , après les fièvres intermittentes de longue durée. M^r le duc de Blacas , que j'ai vu en convalescence d'une fièvre tierce près de Florence , venait de les prendre avec succès. Mr Franceski , inspecteur de ces eaux et médecin distingué , venait de publier un volume qu'il m'a offert , intitulé :

Jgea de' Bagni e più particolarmente di quelli di Lucca, in-8° 1820. Il est dédié à la duchesse Marie-Louise, infante d'Espagne, ci-devant reine d'Étrurie. Ayant placé ce livre avec d'autres envoyés à un ami, pour m'être adressés à Nancy, le paquet ne m'est pas encore parvenu, ce qui m'empêche d'en extraire l'analyse exacte des eaux.

Comme il y a peu de maisons sur ce lieu, le trop grand nombre des étrangers les oblige à se loger dans un petit village au bas de la montagne, du côté de Lucques, ou à la Villa dans la vallée opposée. J'ai trouvé encore à ces eaux environ 300 personnes, au nombre desquelles étaient des Français et des Anglais des deux sexes.

Hôpitaux de Bologne; Doctrine médicale.

Après avoir passé, en quittant Florence, sur une partie de la chaîne des Apennins, je rentre dans les États pontificaux, et je visite Bologne et Ferrare. Je passe ensuite le Pô à *Ponte di Lagoscuro*, et je traverse cette partie du royaume Lombardo-Vénitien par Rovigo et Padoue, jusqu'à Venise. Bologne, grande ville, toujours intéressante sous le rapport des sciences et des arts, et peuplée d'environ 60,000 habitants, a deux hôpitaux civils, un hôpital militaire, une maison de travail pour les indigents, et une université renommée.

L'hôpital *della Vita*, bien distribué et bien aéré, reçoit les fiévreux et les blessés : il n'y en avait, dans deux grandes salles, que 150 des deux sexes. Trois médecins professeurs, Mrs Ordonari, Medici et Co-

melli, en font le service. Le professeur Venturoli en
est le chirurgien en chef. Deux assistants y résident.
Pendant les sept mois de leçons qui se donnent à
l'université, on conserve dans un local qui en
dépend, une clinique de quarante malades, vingt
pour la médecine, et vingt pour la chirurgie ; le
célèbre Tommasini en est le professeur principal, et
le Dr Comelli, son adjoint. Lorsque l'université entre en vacances au mois de juin, on transporte les
malades de la Clinique à l'hôpital *della Vita*. C'est-là
que j'ai suivi, avec plaisir, deux visites de Mr Comelli,
accompagné de beaucoup d'élèves, et que j'ai assisté
ensuite à une conférence avec ses collègues. Il m'a
dit qu'il employait avec succès la noix vomique,
d'après Mr Fouquier, contre quelques paralysies ;
qu'il en portait la dose en poudre, dans certains cas,
jusqu'à un gros en 24 heures, et qu'environ le tiers
des malades était guéri. Il m'a fait voir une femme
devenue paralytique des quatre membres, en appre-
nant que sa mère était frappée d'une apoplexie.
Elle marcha devant moi, légèrement soutenue par un
bras, et presque guérie après l'usage de ce remède.
Quelquefois on termine le traitement par le galva-
nisme. Dans les fièvres intermittentes, on fait vomir,
on purge, et l'on fait prendre, s'il en est besoin, la
poudre de quinquina, avec le tartre stibié sous forme
d'électuaire : dans d'autres maladies, j'ai vu prescrire
des saignées, quelques purgatifs ordinaires, à doses
modérées, et des antiphlogistiques. Sur 100 malades
atteints de péripneumonie, m'ont dit les médecins
réunis, on en perd environ 15, et sur 100 morts, il

y en a au moins 25 par la phthysie pulmonaire. La conversation s'étant engagée avec ces aimables confrères sur le traitement de la première maladie, et Mr Tommasini, qui n'était pas présent, possédant mon *Mémoire sur les fluxions de poitrine*, ils parurent singulièrement surpris de l'exiguité des pertes parmi les malades qui en furent atteints en différents climats, et dont très peu avaient été saignés : chez quelques-uns j'avais fait appliquer des ventouses scarifiées ou des sangsues. En 1789, à l'hôpital militaire de Nancy, sur 119 malades de péripneumonie, cinq seulement sont morts, trois desquels n'avaient pu recevoir d'assez prompts secours. Pendant quatorze ans, à Marseille et à Nancy, je n'ai fait saigner aucun individu atteint de ladite maladie, et pas un seul n'a succombé. Presque tous ont pris des vomitifs ; divers topiques ont été appliqués. *Contra experientiam nullum ratiocinium.*

L'hôpital de *St.-Orsola*, hors de la porte *S. Vitale*, reçoit les personnes atteintes de maladies chroniques, de syphilis, et d'aliénation mentale. Ces dernières sont dans le même lieu, mais séparées et sans autre communication avec l'autre partie que par une porte. Le Dr Palazzi, à une visite duquel j'ai assisté, est chargé du traitement des premières. La plupart des malades paient deux pauls par jour (1 fr. 8 c.). Une salle, au rez-de-chaussée et voûtée, a des fenêtres basses des deux côtés ; mais les autres au dessus et petites, n'en ont que d'un côté. On a pratiqué des ouvertures au bas des murs, afin de servir à la ventilation. Ce médecin a essayé le muriate triple d'or

du Dr Chrestien , et n'en a pas été content. Il y avait
150 malades. Le local des aliénés est bien approprié ;
il en contenait 90. Le Dr Gualandi en est le médecin
et y fait sa visite tous les jours. Les cellules ont chacune des fenêtres opposées , une grande et une petite ,
avec des grilles en fer : la grande est élevée ; mais
quoique la petite ne soit qu'à la hauteur de trois pieds
et demi , des insensés s'y sont pendus. On y enchaîne
les furieux par les pieds ; cependant on y fait usage ,
depuis peu de temps , du corset de force.

A peu de distance de cet hôpital est le *Ricovero* ,
où l'on place les plus indigents et les mendiants : ils
étaient au nombre de 400 dont la majeure partie travaillait. Le Dr Bassini est le médecin de l'infirmerie.
On donne en outre , des secours à domicile , lesquels
sont fournis par chaque paroisse , qui stipendie , à
cet effet , un médecin et un chirurgien. L'hôpital
militaire est dans la ville ; il n'y avait que 45 malades.

La *doctrine médicale* à Bologne étant fondée sur
l'irritation des organes et la phlegmasie , les *Contro-
Stimuli* en sont les remèdes ; tels sont les saignées réi-
térées , les vomitifs et les purgatifs énergiques , la digitale pourprée , le nitre , etc. Cette doctrine , en
grande partie perturbatrice , a envahi les universités,
et la Haute-Italie. Elle a presque entièrement anéanti
celle de Brown. Elle a pour Chef , Mr Rasori de
Milan , qui maintenant garde le silence , ou se con-
tente de répéter verbalement que ses adversaires n'ont
pas compris le vrai sens de sa théorie ; mais
elle a reçu sa plus grande impulsion , avec des modi-

fications, de Mr Giacomo Tommasini, et ses confrères l'ont entièrement adoptée. J'ai été privé de l'a-
vantage de voir ce savant et éloquent professeur,
parce qu'il était absent. Le Dr Tirelli de Modène,
son ancien élève, qui le représentait, m'a accompagné en divers endroits, et m'a donné son portrait,
et quelques-unes de ses dernières productions ; V. G.
*Della necessità di unire in medicina la filosofia alla
osservazione, discorso pronunziato nell'assumere
la direzione della clinica medica nella P. U. di
Bologna, l'anno scolastico* 1815 - 1816. *Della
nuova dottrina medica italiana,* etc. *Bologna* 1817.
Della dignità della medicina in Italia, 1818. Ce
professeur devait faire paraître incessamment un ouvrage sur l'inflammation et la fièvre continue. Il vient
de m'adresser le premier volume. J'apprends que M^r
Rattier va en publier la traduction à Paris. Outre son
intéressant ouvrage : *Lezioni critiche di Fisiologia,
e di Patologia,* les mémoires qu'il a fait insérer
dans les journaux, notamment dans celui de la société
medico-chirurgicale de Parme, sa patrie, dans les
mémoires de la société italienne et dans ceux de Bologne, Mr Tommasini a publié un volume sur la fièvre
jaune qu'il n'a pas observée : *Richerche sulla febbre
di Livorno, la febbre gialla americana,* etc. Ce
travail qui a paru en 1805, a été traduit en français
en 1812. Il est le meilleur de tous ceux dont les auteurs n'ont pas vu la maladie, tant parce qu'il en a
bien saisi (d'après tous nos ouvrages) le caractère et
le siège sur les membranes des organes digestifs,
que parce qu'il ne la croit pas contagieuse. On lui

reproche de placer son siége principal dans le foie.
Cela n'est pas entièrement exact ; car , lorsqu'il présente la fièvre jaune , ainsi que d'autres pyrexies , comme l'effet de la phlegmasie , il dit que cette maladie
est jointe à l'inflammation du foie , de la surface interne de l'estomac , des intestins , etc. Il blâme les
médecins d'avoir trop de déférence pour le mot fièvre,
de la considérer comme la maladie primitive , et de ne
jamais regarder que comme des complications, ou des
effets de la fièvre, ces altérations qui en sont la véritable cause. Voilà clairement le procès fait aux fièvres
essentielles et la preuve que Mr. Tommasini reconnaît
les pyrexies sous la dépendance sympathique des irri-
tations locales.

M⁺ Broussais dit n'avoir pas eu connaissance de cet
écrit lorsqu'il a publié , en 1808 , son ouvrage sur les
phlegmasies : mais il rend justice complète au professeur bolonais en reconnaissant qu'il a soutenu , à l'occasion de la nature sthénique des maladies , que les
*phlegmasies dont on rencontre des traces après la
mort , sont toujours la cause et jamais l'effet des
fièvres qui ont existé durant la vie.* Dans tous les cas ,
il a développé de grandes vérités dans son *Examen
des doctrines médicales et des systèmes de Noso-
logie*, 2 vol. in-8ᵇ, 1821. Ceux qui ont ouvert beaucoup de cadavres et cultivé l'anatomie pathologique ,
doivent en convenir de bonne foi. La doctrine du professeur Broussais est un flambeau duquel jaillissent
mille traits de lumière. C'est un beau monument
élevé à la médecine française. Cette doctrine n'est
cependant pas à l'abri de la critique ni de fortes

8

objections. Eh! quel ouvrage peut en être exempt!
Ç'est en modérant l'enthousiasme qu'elle peut inspi-
rer aux jeunes médecins, en méditant et restreignant
prudemment quelques dogmes, qu'elle se perfection-
nera et acquerra la solidité dont elle est susceptible.
On ne doit pas ignorer qu'il en fut de même pour chaque nouvelle doctrine. Les adeptes ne croyaient-ils
pas toujours celle de leur chef exclusive et supérieure
à toutes les autres ? Stahl proclamait la sienne, la seule
vraie, et il se disait prêt à démontrer que toutes les
autres théories sont fausses et absurdes.

Mr Ozanam (annales cliniques de Montpellier, novembre et décembre 1820) dit que l'Italie réclame la
priorité dans la découverte de la doctrine du Dr Broussais, et qu'il l'a puisée vraisemblablement dans le
Traité sur l'inflammation, etc., par Jean Hunter : il
en cite plusieurs passages ; sa critique me paraît injuste.
Le professeur de Paris a très bien analysé l'ouvrage de
Hunter, lequel ne regarde pas les formes d'inflammation
comme constituant la maladie ; mais il prétend que dans
d'autres circonstances elle est le produit de la fièvre,
théorie entièrement opposée à celle dont il s'agit. Il en a
fait de même de ceux de plusieurs médecins marquants
qui l'ont précédé. Il a fait remarquer exactement les
divers points théoriques qui peuvent avoir plus ou
moins de rapport ou d'analogie avec sa doctrine et qui
lui ont servi de base. Il a même rendu une justice très
particulière à mon ancien correspondant, feu Édouard
Miller, de New-York, le premier, à sa connaissance,
qui ait mis l'estomac à sa véritable place dans l'ordre
physiologique. Il n'a connu la traduction française de

son mémoire qu'en 1820. Cet écrit, publié en 1802, dans le tome v du *Medical Repository*, dont il était rédacteur avec le professeur Mitchill, est intitulé : *Some remarks on the importance of the stomach.* Mais tous ces auteurs, et Chirac sans doute doit y être compris, supposaient des entités; ils étaient, selon Mr Broussais, enveloppés dans les ténèbres de l'onto-logie. Revenons à Mr Tommasini.

Pour fortifier son opinion favorite, le professeur de Bologne s'appuie, dans sa *nuova dottrina medica ita-liana*, de l'assentiment de plusieurs médecins; en voici un exemple que j'extrais de la note 45, dans laquelle l'au-teur a inséré une lettre du Dr Vincenti au Dr Louis Butturi ; elle est écrite de Milan en 1808 : « Io fre-quento con molta soddisfazzione la clinica del celebre Rasori. Non é più solamente per altrui relazione ch'io conosco la sua dottrina, ed il suo metodo di curare : ho toccato io stesso colle mie mani la verità, ed ho veduto co' miei proprii occhi. Per mezzo del tartaro emetico a dosi prodiggiose, e per mezzo della digitale, ho veduto curate felicemente le più decise, e le più forti infiammazzioni, per le quali senza questi mezzi sarrebbe stato necessario ripetere dodici o quatordici volte il salasso. Col nitro pure a dosi alte, coll'es-tratto d'aconito e di cicuta, colla mira, collo zinco e col magistero di bismut, ho veduto guarire molte ma-lattie flogistiche, nelle quali i Browniani (sa il cielo con qual' esito) avrebbero adoperato l'oppio, l'etere ed il vino ».

La doctrine du *Contro-Stimulus* a été attaquée par plusieurs médecins italiens qui reprochent à la nou-

velle secte de ne voir que des inflammations dans toutes les maladies. On remarque principalement les lettres critiques du Dr Spallanzani, de Reggio, dont le
premier volume a paru en 1818, et le deuxième en
1820. Le jeune médecin de Modène, dont je viens de
parler, a répondu aux premières dans une brochure
de 42 pages in-8° : *Saggio di riflessioni del dottore
Gaspare Tirelli, Modonese, intorno alle lettere critiche pubblicate dal dottore G. B. Spallanzani di
Reggio contro la nuova dottrina medica italiana
sviluppata dal celebre professore Tommasini*,
1818. J'ai appris que le Dr Brocchi, de Bassano,
professeur d'histoire naturelle à Brescia, vient de publier, à Rome, une critique sur cette doctrine, et que
son ouvrage, en un volume in-4° avec deux belles cartes
détachées, a pour objet le climat et l'histoire naturelle
de la Basse-Italie.

Université de Bologne.

L'université de Bologne est composée de trente-sept
professeurs, et il y a ordinairement 5 à 600 étudiants
dont le plus grand nombre est destiné à la médecine.
Elle possède un bel et vaste bâtiment dans lequel
sont les cabinets d'anatomie et d'histoire naturelle,
de minéralogie, de physique, des amphithéâtres pour
donner les leçons, l'observatoire et la bibliothèque publique. Celle-ci renferme 150,000 volumes et un grand
nombre de manuscrits. Mr Mezzofanti, savant très
distingué, et professeur de langues orientales à l'université, en est le directeur. Il parle plus de vingt-lan-
gues ; son érudition est prodigieuse. Il nous a fait voir

(j'étais accompagné par un fils de lord Spencer, et par
Mr Lefèvre, anglais fort estimables que j'ai quittés à
Venise), un ouvrage petit in-4°, écrit en latin, contre
la doctrine de Luther, par Henri viii qui l'a dédié à
Léon x : ce pape lui a décerné le titre de défenseur de
la foi. On sait quelle a été la conduite subséquente du
Roi d'Angleterre. Le livre publié en 1521, est signé
de la main de l'auteur, *Henri Rex* en deux endroits.
Il y a une note écrite par le bibliothécaire du Vatican,
en 1739, époque à laquelle on a envoyé cet exem-
plaire à Bologne, par laquelle il atteste que deux autres, dont l'un resté au Vatican et le deuxième au collége des Anglais à Rome, sont pareillement signés par
le Roi et sur les mêmes pages.

Mr l'abbé Camillo Ranzani est professeur d'histoire
naturelle. Les cabinets qu'il nous a montrés sont riches et rivalisent avec ceux de Florence. Le cabinet
de physique est encore plus riche que celui de cette
ville. Il y a une innombrable quantité d'instruments et
de machines confiés à un seul professeur. Une nouvelle machine pneumatique forme le vide, aussi parfaitement qu'il est possible, en quatres minutes. Elle
a été inventée par un professeur de mathématiques
transcendantes.

Les cabinets d'anatomie contiennent de belles préparations en cire, par Lelli et par Mme Penarolini, et
des pièces naturelles, quoiqu'en petit nombre, bien
injectées, depuis peu, par le professeur Mandini. On
remarque les os d'un homme qui avait six pieds de
taille, deux côtes et une vertèbre de plus que le nombre ordinaire, et une tête gigantesque, comme on

le voit par son buste en cire, à côté duquel on a conservé son crâne. Le nez, la bouche, les yeux et le menton sont énormes. Cet homme, mort en 1811, se nommait Louis Marchetti Bottaro. On voit dans de l'alcool, la pièce singulière préparée par le D'' Quadri, d'une invagination inouïe de presque tous les intestins, les anses inférieures recevant les supérieures, dont le professeur Brera, de Padoue, a publié, en 1803, les détails dans le tome 2 de ses *annotazioni medico-pratiche.* Cet accident, causé par un *volvulus,* est arrivé à un soldat à la suite d'une débauche en liqueurs spiritueuses. Une partie de l'intestin grêle, le cœcum et tout le colon sont descendus dans le rectum. Deux cabinets renferment nombre de préparations en cire concernant la grossesse, l'accouchement, toutes les positions du fœtus, ses degrés de développement et ceux de l'uterus, les hémorragies de ce viscère, etc. Il y a aussi une collection de fœtus naturels et de monstres.

On a érigé sur le mur d'un large corridor du bâtiment de l'université, un beau monument en marbre blanc à Galvani, né à Bologne : son buste est placé au dessus de quelques instruments de physique. Il y a au dessous une inscription aux côtés de laquelle sont deux statues : l'une représente la religion, l'autre la philosophie : c'est le travail du sculpteur de Maria. On se rappelera que c'est dans cette école que fut enseignée l'anatomie, pour la première fois, en 1151, et qu'elle a formé les Basile Mondino, les Malpighi, et les Valsalva.

L'observatoire, qui fait partie du bâtiment, est

plus vaste et plus beau que celui de Pise ; il rivalise
avec celui de Milan, mais il est inférieur à celui de
Naples (1). La direction en est confiée à Mr P. Catu-
regli. On y possède tous les instruments nécessaires et
les plus modernes. Il y a une ligne méridienne de vingt
pieds de longueur ; mais on sait par ceux qui ont écrit
sur l'Italie (voyez de La Lande), qu'il existe à Bologne, dans l'église de St-Pétrone, une fameuse méridienne dont le gnomon a 83 pieds de hauteur et 206 de
longueur. L'ouverture qui livre passage aux rayons
solaires a un pouce de diamètre. Cette méridienne, à
l'extrémité de laquelle on a gravé, sur un pilastre,
une inscription latine en l'honneur de Domenico
Cassini, qui en est l'auteur, est la meilleure que l'on
possède en Italie. Elle sert toute l'année, tandis que
celle du superbe dôme de Florence, beaucoup plus
élevée, ne peut servir que pendant trois mois.

Jardin de Botanique.

Sans être considérable, le jardin de Bologne est riche en plantes exotiques. J'y ai vu deux vanilles (épi-
dendron) d'environ huit pieds de hauteur ; un quinquina caraïbe ; le *cycas rivenuta*, sagou de la Chine
et du Japon ; le *gardenia* ; le *thunbergia* ; le *gesne-
ria tomentosa* ; l'*erytrinum corallo-dendron*, âgé
de 30 ans dont le tronc a douze pouces de circonfé-

(1) L'observatoire de Naples, construit récemment, est supérieur à tous ceux de l'Italie, tant pour son isolement, sa situation
délicieuse et son élévation à *Capo-di-Monte*, que par ses distributions. Le célèbre abbé Piazzi, astronome, qui en est l'inspecteur, m'en a fait voir tous les détails.

rence et qui fleurit ; l'*azimena triloba*, produisant
des fleurs d'un rouge très foncé, et des fruits disposés
par trois réunis : ces deux derniers arbres sont en
pleine terre. Mr Antonio Bertoloni, directeur et savant professeur de botanique, m'a dit qu'il y avait
5,000 plantes. Il a publié en 1810, un ouvrage latin
sur les plantes rares de l'Italie et sur les zoophytes, et
en 1819 un autre intitulé : « *Antonii Bertolini me-
dic. doct. in archi-gymnaso Bononiensi botanices
professoris, etc., amœnitates Italicæ sistentes opus-
cula ad rem herbarium et zoologiam Italiæ spec-
tantia.*

Il existe à Bologne deux académies : celle des Beaux-
Arts renferme la belle et rare collection de tableaux
de l'école Bolonaise. L'autre s'occupe des sciences et
elle a remplacé l'Institut qui était tombé en décadence.
Elle est composée d'un petit nombre fixe de membres appartenant à l'université, et elle porte le nom
de *Società degli opuscoli scientifici.* Elle a déjà publié vingt-deux fascicules de ses mémoires, en 4 vol.
in-4°. L'abbé Ranzani, l'un des savants les plus laborieux de cette société, nous a dit que quelques membres restants de l'ancien Institut, et d'autres savants
qui lui sont étrangers, peuvent y lire des mémoires
sur un sujet quelconque : on les publie lorsqu'on les
a jugés dignes d'entrer dans la collection qui porte le
titre de la société : *Opuscoli scientifici.*

Hôpitaux et Université de Ferrare.

L'hôpital *Ste-Anne* n'a rien de remarquable. Il
contenait 84 malades, et l'établissement pour les in-

sensés, dans le même lieu, n'en renfermait que cinq.
On y montre la place où le duc de Ferrare fit enfer-
mer le Tasse pendant sept ans. Le service se fait par
deux médecins et deux chirurgiens, qui alternent
chaque deux mois. Il y a un autre petit hôpital où
l'on admet des femmes, pour y être traitées de la
syphilis. On donne aussi des secours à domicile. La
ville est située dans une plaine très basse et ma-
récageuse ; les fièvres intermittentes y sont communes.

L'université est en pleine décadence. On préfère
celle de Bologne, qui n'est qu'à dix lieues. Son local
est petit ; le jardin de Botanique y est attenant : le Dr
Campana en est le professeur. La bibliothèque est ce
qu'il y a de plus curieux, non seulement à cause des
80,000 volumes qu'elle contient, mais parce qu'on y
voit des monuments de deux des plus célèbres poëtes
italiens. 1° Le mausolée que le général français Miollis (1) a fait ériger à l'Arioste, né à Ferrare, avec une
inscription latine, gravée et dorée sur le marbre : il
y a fait transporter ses ossements qui étaient dans une
église ; 2° la chaise en bois ou espèce de fauteuil sur
lequel Torquato Tasso a composé son poëme *la Gé-
rusalemme liberata*. Les Français ont fait placer le

(1) Le comte Miollis, a fait pratiquer à ses frais, à Tivoli, près
de Rome, un escalier cordonné, près du temple de Vesta, pour
descendre à la chute du Tévérone, et à la grotte de Neptune,
horrible abîme dans lequel cette rivière se précipite. La grotte
des Sirènes, où passent et disparaissent toutes les eaux, est à
plusieurs toises au dessous. On voit, sur le haut de l'escalier,
une inscription sur le marbre, incrusté dans le rocher, qui atteste, par les travaux de la rampe, le service que le général
français a rendu aux voyageurs curieux de visiter ce lieu.

buste du Tasse, dans une belle rotonde des bosquets
et de la promenade du Chiaja à Naples, parce qu'il
nâquit à Sorentum dans ce royaume; 3° les deux
poèmes originaux manuscrits et de la main des auteurs.

Eaux thermales près de Padoue.

Au-delà de Rovigo, et après avoir passé l'Adige,
on trouve sur la gauche d'un canal navigable que la
route côtoye, et à cinq milles de Padoue, plusieurs
sources thermales, qui occupent une ligne de la
même étendue. Elles sont sulfureuses. Leur température la plus élevée est de 56 degrés, et jusqu'à 69 du thermomètre de Réaumur (1). Il y a
trois établissements très fréquentés; savoir: *Abano*,
Battaglia, où l'eau porte le nom de Ste.-Hélène, et
Montegrotto qui est entre les deux premiers. Il y a
trois beaux corps de bâtiments, bien appropriés, et
ordinairement un plus grand nombre de baignants à
Abano. Battaglia est près d'un village de ce nom.

Hôpital et Université de Padoue.

La ville de Padoue, peuplée de 20,000 habitants
dans l'intérieur, n'a qu'un hôpital civil dont les salles
sont bien distribuées et aussi bien aérées qu'on peut
le désirer : il est situé sur la Brenta ; il peut recevoir
au-delà de 300 malades des deux sexes : j'y en ai vu
150. Des femmes indigentes viennent y faire leurs
couches et servent pour l'instruction des élèves. Il y
a une clinique médicale et une chirurgicale : chacune

(1) C'est par erreur qu'il est dit, page 44, que l'eau de Dax
est la plus chaude que nous ayons en France. Celle d'Olette, dé-
partement des Pyrénées orientales, a 70 degrés.

se compose de 24 malades. Deux médecins et deux
chirurgiens sont attachés au service de l'hôpital et inamovibles. Celui de chaque clinique fait aussitôt après
une leçon de théorie qui dure une heure, dans une
salle destinée à cet effet. Ces professeurs appartiennent à l'université. Il y a un hôpital militaire, une
maison de travail pour les indigents et les mendiants,
et l'on donne des secours à domicile.

M⁰ le conseiller du Gouvernement, V. Louis Brera,
que j'ai eu le plaisir de voir une seconde fois à mon
retour de Venise, est le premier médecin et professeur de clinique. Ce célèbre auteur de plusieurs ouvrages, et tout récemment de celui sur les contagions,
2 vol. in-8°, a cessé de publier son journal de médecine. Il travaille à donner une édition en italien, et
par souscription, des *Institutiones medicinæ practicæ*
de Borsieri, qui étaient incomplètes : *Istituzioni di
medicina-pratica del celebre Giovanni Batista Borsieri de Kanilfeld, Volgarizzate, commentate e
compiute*, etc. Par le moyen des notes et des addi-
tions qu'il a jugées nécessaires pour remplir les lacu-
nes, il en formera douze volumes in-8°. Le premier
volume, qui a paru en 1820, contient une préface
précédée d'une notice biographique par l'éditeur, sur
le médecin de Trente, professeur et recteur de l'université de Pavie, mort à Milan dans le mois de décembre 1785. Dans cet écrit sur la vie de Borsieri, le
chevalier Brera s'attache, 1° à repousser un reproche
fait par les auteurs de l'encyclopédie française, article
*Médecine : « Déjà l'Italie, qui, la première, a re-
tiré cette science des ténèbres, et qui l'a illustrée*

par la plus grand nombre d'excellents ouvrages,
semble se reposer sur les lauriers qu'elle a moisson-
nés », 2° A faire remarquer que des écrivains en deçà des
Alpes, confondent le médecin italien Borsieri, *Bur-*
serius, avec le médecin allemand Burser, *Burserus,*
d'Annaberg, et il donne les titres des ouvrages du
dernier qui vivait dans le 17ᵉ siècle. C'est ainsi que
quelques - uns de nos médecins français confondent
Dominique Raimond avec François Raimond, Pison
avec Charles Le Pois, ou écrivent Coutunni pour
Cotugno, etc. On donnera gratuitement aux souscripteurs, avec les 4ᵉ, 8ᵉ et 12ᵉ volumes, 1° le portrait
de Borsieri, d'après l'effigie du monument qu'on lui
a élevé dans l'université de Pavie ; 2° celui du baron de Stift, premier médecin de S. M. l'empereur
d'Autriche ; 3° le portrait de l'éditeur.

L'Université a près de 700 étudiants, et la Faculté médico - chirurgicale est composée de quinze
professeurs. Le bâtiment, construit par Palladio, n'est
pas considérable ; on voit, sur les murs de la Cour,
des têtes en relief, ou dans des médaillons, celles des
hommes célèbres qui ont honoré ce Corps. Plusieurs professeurs donnent chez eux leurs leçons. Il y a une salle
de physique expérimentale. Il n'y a point de cabinet
d'anatomie, mais seulement un fort médiocre d'histoire
naturelle, commencé par Vallisnieri, et dont le professeur Renieri a la conservation.

L'École de Padoue a rivalisé avec celle de Bologne,
et elle a produit des hommes d'un génie supérieur. Le
grand Harvey, immortalisé par la découverte de la
circulation du sang, y était venu étudier l'anatomie

sous Fabrice d'Acquapendente ; mais Paul Sarpi , qui connaissait déjà la grande circulation , en avait fait part à Fabrice qui , lui-même , apprit à Harvey ce phénomène. Quel éclat l'illustre Morgagni n'a-t-il pas répandu sur cette école et sur toute la science médicale !

La doctrine des *Contro-Stimuli* , adoptée avec enthousiasme dans l'École de Padoue et dans les États Vénitiens , perd maintenant de sa réputation. Des élèves de Mr Brera m'ont dit qu'il leur recommandait, dans ses leçons, de ne point s'y attacher exclusivement , mais de remplir avec sagacité les indications qui se présentent en suivant les mouvements de la nature. Le plus grand nombre des praticiens de ces provinces ont l'opinion des diathèses , sans exclure aucunement celle de l'irritation.

En 1810 , les professeurs Brera à Padoue , et Borda à Pavie , ont essayé l'acide prussique contre les maladies sthéniques , c'est à dire , dans l'intention de calmer l'irritation fébrile et de prévenir les accidents des inflammations graves. Le premier en a retiré de grands avantages contre le *bronchitis* , le catarrhe pulmonaire , la phthisie , etc. Il a fait prendre , sous forme pilulaire , cent gouttes d'acide prussique dans une nuit, à une femme atteinte d'une hémoptysie abondante que les saignées n'avaient point diminuée. La malade fut guérie par ce nouveau remède , de l'hémorragie et d'une phthisie commençante. Le Dr Manzoni a rapporté ce fait parmi plusieurs autres , dans sa dissertation publiée à Padoue en 1818 : *De principiis acidi prussici et aquæ cohobatæ pruni lauro-cerasi, medicis facultatibus et clinicis observationibus comprobatis specimen.*

La phthisie pulmonaire et surtout les fièvres intermittentes sont communes à Padoue. On n'y voit point
le goître, mais assez souvent les scrophules : on opère
ordinairement la taille par la méthode de Lecat,
quelquefois par celle d'Awkins, dont le gorgeret est
corrigé par Scarpa. ·

Le *Jardin de Botanique* est le plus riche en végétaux exotiques de ceux que j'ai vus en Italie;
il est dans une belle situation et les plantes sont
très bien distribuées : le Dr Bonato en est le professeur. Il y a plusieurs serres pour lesquelles S. M.
l'empereur d'Autriche (que l'on sait être fort instruit
dans cette science), a fait envoyer des individus
rares; on distingue entr'autres *la vanille aromatique*,
le cestrum laurifolium, *clerodendron viscosum*,
dorstenia contrayerva, *royena lucida*, *heretia bau-
reria*, *solanum betaceum*; en pleine terre, *l'anona
triloba* de Virginie, *le robinia holodendron* ayant
beaucoup d'épines, les feuilles glauques et les fleurs
roses blanchâtres, et deux individus d'une beauté
remarquable; l'un est le *lagerstræmia indica* formant un épais buisson de 12 à 13 pieds de hauteur,
ayant de superbes fleurs pourpres et nombreuses en
panicules terminales. J'ai encore vu ce charmant ar-
brisseau, que l'on cultive depuis plus de 30 ans à
Marseille, dans les Jardins botaniques de Ferrare, de
Milan et de Pavie. Il est en fleurs dans les mois de
juillet et d'août. L'autre est un *agnus castus* à fleurs
blanches, formant un arbre de 16 à 18 pieds de

hauteur, dont le tronc a environ deux pieds et demi de circonférence à quelques pouces de la terre. Il est l'unique en Italie. On croit qu'il a été apporté de la Grèce il y a longtemps. Gaspard Bauhin dit l'avoir vu en passant à Padoue : c'est dommage qu'il soit trop près d'un mur. Ce jardin possède la statue en marbre de Théophraste, ayant la main droite appliquée sur la poitrine et tenant un livre dans la gauche. On voit sur un mur les bustes de Prosper Alpin, de Fallope, de Pontedera et autres, qui, tous botanistes, étaient professeurs à l'université.

Hôpitaux ; Établissements de charité de Venise.

Cette ville étonnante, autrefois si renommée, dont la population était de 180,000 âmes, lors de la révolution, n'en a plus aujourd'hui que 150,000. Sa situation unique offre un coup d'œil vraiment admirable. Elle a deux principaux hôpitaux civils. Les Autrichiens y ont un hôpital militaire.

L'*hôpital Provincial* admet les hommes et les femmes atteints de maladies aiguës et chroniques et de la syphilis. Il y a toujours beaucoup plus de femmes que d'hommes, affectées de cette dernière, et parmi ce sexe, j'en ai remarqué plusieurs vieilles. Les salles sont grandes, bien percées, et convenablement aérées. Le plafond est un peu trop bas. Le sol est pavé d'une composition de petits morceaux de marbre, de briques pilées, de sable et de chaux. *Ce pavimento* qui imite la mosaïque, et qu'on prépare mieux à Venise que dans d'autres villes, est très uni, fait un bel effet, et facilite beaucoup, dans les hôpitaux surtout, l'entretien de la propreté. On en voit dans presque tous les grands appartemens. Le 26 juillet, il y avait dans cet hôpital, 600 malades. Les médecins sont, mon ami le conseiller Aglietti, *protomedicus*, inspecteur général du service de santé ; M⁰ˢ F. Enrico Troïs, médecin en chef ; Paul Zannini, premier médecin ordinaire ; Castagua, médecin adjoint ; de Marchi, chirurgien en chef ; Angelo Eberlon, chirurgien-major ; André Fabris, chirurgien-adjoint, et deux aides-phlébotomistes.

Mʳ de Marchi opère la taille par l'instrument de F. Cosme, et avec le gorgeret d'Awkins, corrigé par Scarpa. J'ai vu un homme de 64 ans, atteint d'une anévrisme considérable à la poplitée, qu'il a opéré, en liant simplement l'artère fémorale, un peu au dessus du milieu de la cuisse. Le malade était presqu'entièrement guéri.

La pratique médicale est telle que je l'ai rapportée à l'article de Padoue. Malgré les saignées, les évacuans et les débilitans, on estime à vingt sur cent la perte des malades atteints de fluxions de poitrine. On y voit peu la phthisie pulmonaire ; mais assez souvent le scorbut chez les personnes qui vivent ordinairement sur le continent. Les scrophules, l'ophthalmie, les fièvres intermittentes sont rares ; jamais de goître. On ne traite les fièvres d'accès que sur ceux qui viennent des lagunes ou des lieux environnans. Quoique Venise soit au milieu de l'eau, elle est généralement très salubre. L'hiver y est proportionnellement moins froid que dans des contrées plus méridionales. On y éprouve assez souvent le *Scirocco*, et pendant l'été, les chaleurs sont moins accablantes que sur la terre ferme.

L'hôpital de *San Servolo*, situé sur une petite île, à peu de distance de la ville, contient cent malades, atteints de maladies chirurgicales, et cent dix insensés des deux sexes. Lorsque le nombre de ceux-ci est excédant, on envoie les femmes à Venise, dans une succursale nommée *San Gerolamo*. Lors de ma visite, l'excédant était de 70 aliénés, ce qui fesait un total de 180. On observe qu'il y a toujours plus de femmes que d'hommes. Les cellules ont deux fenêtres opposées, mais basses; une grande et une petite, garnies de barres de fer croisées. Les furieux sont enchaînés à un lit de fer immobile. On n'y connaît point l'usage du gilet de force. En général l'établissement est vicieux et mal approprié. Les deux salles de blessés sont très bien. Les plafonds sont plus élevés qu'à l'autre hôpital. Sept frères de S.-Jean-de-Dieu en sont les administrateurs, les médecins, chirurgiens et pharmaciens. C'est dans leur pharmacie que sont préparés tous les médicaments pour le grand hôpital civil, les enfants trouvés, le dépôt de mendicité et trente Congrégations des paroisses qui font donner des secours à domicile aux indigents : chacune de ces Confréries en paie le prix et stipendie un médecin et un chirurgien pour leur paroisse respective.

J'ai vu préparer, dans le laboratoire de *San Servolo*, des barriques de suc de verjus dont on prescrit l'usage aux scorbutiques avec beaucoup de succès; la dose est de 4 à 5 onces au moins une fois par jour; on extrait ce suc des raisins blancs dans la dernière

9

quinzaine du mois de juillet ; on le met dans des tonneaux ; après une légère fermentation , on le tire au clair et on le conserve dans des vaisseaux bien bouchés.

Le *Ricovero* contient 700 pauvres , invalides ou infirmes , dont cent soutenus par une Commission des souscripteurs. Il n'y a point de mendiants à Venise. J'ai vu dans l'infirmerie de ce dépôt plusieurs individus ayant le nez tout à fait rongé par le vice vénérien , et quelques-uns par des dartres.

La *Maison de travail et d'industrie* contient 400 personnes ; toutes sont payées : la plupart ont la permission d'aller coucher dehors. Sous le Gouvernement français , qui a créé ces établissements , il y a eu jusqu'à 3,000 individus : ces maisons sont très bien administrées.

Il y a à Venise une Société de Médecine (à laquelle je suis depuis longtemps associé) , qui continue ses travaux , et qui a commencé à publier des mémoires. Les détails que le Dr Aglietti a reçus de Fiume , concernant l'affection syphilitique qui s'était manifestée par tous les contacts , en 1800 , sur 4,000 personnes dans le district de *Scherlievo* , et qui en porte le nom , attestent que cette maladie est considérablement diminuée. C'est ce qui m'a été confirmé par un médecin arrivé depuis peu d'Illyrie à Venise. Il n'y avait plus qu'un petit nombre d'individus qui en étaient atteints.

Hôpital de Vicence.

Pour une population de 30,000 âmes , y compris les faubourgs , Vicence n'a qu'un hôpital civil. Il est

bien situé , presque hors de la ville ; les salles sont
dûment aérées et appropriées. Il contient 200 malades ; il y en avait 160 , y compris 18 insensés , dont
6 maniaques enchaînés dans un lieu séparé , au rez-
de-chaussée , peu convenable et mal aéré. J'y ai vu
plusieurs individus affectés de la *pellagra*, dont je
parlerai plus loin ; trois sont devenus aliénés , ce qui
est assez commun. Quoique l'on pratique la vaccination , il y avait trois varioleux. Le Dr Thiene , savant
praticien , qui était l'intime ami de notre Thouvenel,
pendant sa longue résidence en cette ville , est le premier médecin , et le docteur Piccoli , adjoint. Le
premier chirurgien est Mr P. Baldini : tous sont permanents. On donne aussi des secours à domicile. Il y a
encore un hospice pour les enfants trouvés , et une
maison de travail et d'industrie , en sorte qu'on a
presque entièrement extirpé la mendicité dans ces
contrées. Que ne peut-on chez nous en dire autant?
Les médecins que je viens de nommer , m'ont fait
voir, dans l'hôpital, une femme de 31 ans, qui , à la suite
d'une suppression des menstrues, causée par la frayeur,
a eu une hémoptysie, puis des hémorragies par toutes
les ouvertures naturelles et par les mamelons. Les
règles , depuis sept mois que l'accident est arrivé , ont
reparu à chaque époque , mais en petite quantité et
seulement pendant quelques instants ; la malade avait
eu trois enfants. Tous les moyens employés , dériva-
tifs , révulsifs , emménagogues , évacuants de toute
espèce , n'avaient rien changé à la déviation mens-
truelle. L'effusion sanguine se faisait tantôt par transu-
dation sous les paupières , tantôt par le nez ou les

oreilles ; d'autres fois par l'estomac, les bronches ;
l'urètre ou le rectum. On demanda mon avis ; je
proposai de supprimer les emménagogues intérieurs ;
de faire boire à la glace et de porter tous les moyens
externes, excitants ou irritants variés vers l'utérus et
la vulve. Le Dr Thiene m'a informé que cette femme
était guérie après le retour de la menstruation.

Cet accident m'en rappelle un autre, quoique par
une cause différente ; que l'on peut ranger parmi les
cas rares, et que M^r le Dr Champion m'a fait voir, en février 1821, à l'hôpital de Bar-le-Duc. C'est une hé-
mathémèse calculeuse chez une fille de 36 ans ; suite
du pemphigus ; de suppression d'urine, et de règles qui
n'ont jamais coulé qu'en très petite quantité. J'ai vu
environ une poignée de petites pierres poreuses et
friables, recueillies lors des vomissements de sang
même à jeun. Leur éjection n'était jamais précédée
par la toux. Mr Champion, qui a fait observer très
attentivement la malade dont l'aspect est cachectique,
s'est assuré que ces calculs viennent du tube digestif,
et qu'ils sont quelquefois évacués par l'anus. Il ne
connaît qu'une observation analogue à celle-ci, par
Kœnig, publiée en 1683, dans le journal de médecine
de La Roque, février, pag. 65.

Mr Thiene est un médecin éclectique, dont la pratique étendue est heureuse. C'est le Torti de Vicence
pour les fièvres pernicieuses, si fréquentes en Lombardie et dans les marécages. C'est avec lui que Thouvenel s'est convaincu de la nécessité de donner prompt-
tement et hardiment de hautes doses de l'écorce pé-
ruvienne. Il a publié, en 1818, un parallèle sur les

méthodes que l'on a employées contre l'épidémie du typhus, qui a régné dans le Vicentin : *Bilancio medico del tifo contagioso che regnò epidemico sulla provincia Vicentina nell'anno 1817, con alcune riflessioni.* D'après les registres de l'hôpital civil, l'auteur s'est convaincu, 1° que dans l'épidémie du typhus, de 1801, il y a eu une mortalité de 36 pour 100 dans la classe des malades qui, avant d'y entrer, avaient été saignés et purgés ; tandis que chez ceux qui étaient entrés au commencement et qu'on n'a pas saignés, mais auxquels on a donné des vomitifs ou des purgatifs, la perte n'a pas été au-delà de 15 pour cent ; 2° qu'en 1806, lorsqu'il régna une épidémie pétéchiale, la méthode contre-stimulante principalement par les saignées, a donné une mortalité de 26 pour cent, et que par celle des excitants elle s'est à peine élevée à 15 ; que tous les gens de la campagne ont avoué qu'ils s'étaient trouvés plus mal après chaque saignée ; 3° que lorsqu'il a publié, en 1812, le nécrologe concernant l'épidémie des prisons, la mortalité des prisonniers, traités dans un lazaret, par une méthode mixte légèrement stimulante, a été de 15 pour cent, et qu'elle n'a été que de 8 pour cent chez les prisonniers de Schio dans le Vicentin, affectés de la même maladie, mais dans un climat et un local différents, traités par des remèdes très stimulants ; 4° que les individus atteints du typhus, dans le lazaret de Vicence, et traités par les contre-stimulants, ont éprouvé, selon les registres publics, une mortalité de 50 pour 100 ; 5° que le professeur de clinique militaire à l'hôpital de Saint-

Ambroise , a confessé publiquement avoir perdu ,
par le typhus , 25 malades sur 100 , en suivant la
même méthode dans l'hiver de 1808 ; 6° enfin , que
dans l'épidémie de 1817 la mortalité , chez ceux qu'on
avait séquestrés dans leurs maisons , a été de 25 et
demi pour 100 , et dans les lazarets , presque de 35
pour 100. Mr Thiene conclut , avec Giannini , Rubini , Brera , Fanzago , etc. , que le typhus appartient
aux maladies qui ne sont point soumises à l'empire
des diathèses.

Falcadine. Le Dr Zecchinelli , de Padoue , a
adressé au Dr Thiene , une lettre dans laquelle il rend
compte d'une maladie nommée *falcadine* , autre espèce de syphilis , qui règne depuis quelques années
dans le village de Falcade , province de Bellune. Cette
affection est analogue , sinon identique , avec le *Scherlievo.* L'auteur , envoyé en 1816 , par ordre du Gouvernement vénitien , dans les provinces de Bellune
et de Padoue , a visité Falcade , composé de 800
habitants et y a trouvé des individus atteints de
symptômes consécutifs de la vérole , se manifestant
principalement sur le système cutané. Rizzi , ancien
chirurgien de Forno , en avait traité depuis longtemps ,
non seulement à Falcade , mais encore dans d'autres lieux montagneux des frontières du Tyrol , et
même à Pera qui appartient à cette contrée. Il a guéri
les malades par les mercuriaux. Le Dr Zecchinelli
pense que bien avant la découverte de l'Amérique ,
plusieurs maladies de la peau n'étaient que des formes de la maladie vénérienne , qui a changé par la
suite des temps...... Sa lettre , accompagnée d'obser-

vations, a été publiée dans les annales universelles de Milan, puis traduite et insérée dans les *annales cliniques* de Montpellier, cahier de novembre et décembre 1820.

Hôpital civil; Établissements de Charité de Vérone.

L'Adige sépare la ville en deux parties : l'une nommée Vérone, qui est la plus considérable, et l'autre Veronette ; leur situation est agréable et salubre. L'hôpital reçoit les malades des deux sexes atteints de maladies aiguës et chroniques, les blessés et les insensés. Il est bien situé, bien aéré, mais mal distribué. Il y avait 220 malades, y compris 70 insensés, ce qui est peu pour une population de 50,000 âmes. Mais il y a une Congrégation de la Charité, qui est chargée de faire donner des secours à domicile. La garnison de Vérone a aussi son hôpital militaire. Les médecins de l'hôpital civil sont les D⁰ˢ F. Ferrari, J.-B. Berti, et F. Avanzi ; celui-ci est chargé des aliénés : tous ont bien voulu m'accompagner. Le chirurgien en chef est Mʳ Louis Manzoni, et le chirurgien-major, Mʳ Louis Parisi. J'ai vu avec peine, parmi les aliénés, 12 ou 13 maniaques furieux enchaînés, ou ainsi contenus par les quatre membres dans leur lit : comme à Vicence, les loges manquent d'air et sont mal appropriées ; c'est encore pire à Brescia.

Mʳ Parisi a déposé à l'hôpital, pour y commencer la formation d'un cabinet d'anatomie, quelques pièces pathologiques : les plus remarquables sont : 1° un fœtus, long de 18 lignes qui n'est qu'un squelette dont

chaque partie est bien ossifiée ; il a été trouvé dans
l'ovaire d'une femme avancée en âge, morte d'une maladie des poumons. *Les os des extrémités*, ceux de la
tête, et surtout la mâchoire inférieure, sont entièrement formés et proportionnellement aussi solides que
ceux d'un fœtus de neuf mois. Toutes les parties mol-
les ont été absorbées pendant son long séjour dans l'o-
vaire. Ce singulier petit squelette est conservé dans de
l'alcool. 2° Une vessie avec ses parties adjacentes et la
verge, contenant un calcul qui remplit toute la cavité
de ce viscère, dont la section postérieure laisse voir
les dimensions respectives. Le calcul pèse onze onces.
3° Le larynx et la trachée artère d'une femme morte
à l'hôpital, dans le mois de juin 1820, peu de jours
après avoir rejeté, par la toux, un fragment d'os de
la longueur de neuf lignes. Ce corps étranger, avalé
depuis environ sept mois, de la présence duquel la
malade n'avait pas la certitude, avait percé l'œsophage
et la trachée, de manière à établir une communication entre les deux conduits, dans une direction oblique de haut en bas, à un pouce au dessus de la divi-
sion des bronches. L'ouverture presqu'entièrement
cicatrisée, peut admettre le bout du petit doigt. On a
trouvé le poumon droit presqu'entièrement détruit par
la suppuration.

Il y a à Vérone une maison de travail pour les indigents, appelée *Ricovero*, et une autre pour les mendiants et les enfants abandonnés. Le *Ricovero* a été le
premier de ce genre établi par le gouvernement des Français dans le royaume Lombardo-Vénitien. Il y a, comme à
celui de Venise, plusieurs classes d'ateliers. Les ou-

vriers n'en sortent que lorsqu'ils peuvent être occupés ailleurs et pourvoir à leur entretien. Il y avait 576 individus des deux sexes, dont beaucoup de jeunes garçons. Ils sont bien nourris ; la *polenta* fait partie des aliments ; leurs vêtements sont propres ; mais les chambres où ils sont réunis en commun, ne sont pas suffisamment aérées. Il y a une infirmerie pour traiter les maladies chroniques. On envoie à l'hôpital ceux qui sont atteints de maladies aiguës. Cette maison, très bien administrée, se soutient avec la modique somme de 23,000 francs par an.

Le dépôt de mendicité est entretenu par des legs et des donations. Il est administré par une Commission de charité. Il y avait 200 individus. Comme à Venise, Florence, Milan, etc, tous les remèdes sont fournis à ces établissements par l'hôpital, et celui-ci tire des ateliers du *Ricovero* les toiles et tous les articles manufacturés dont il a besoin. Cette ville intéressante par ses antiquités, ses monuments, son bel amphithéâtre, les collections curieuses des arts, son activité commerciale qui occupe environ 20,000 ouvriers en laine et en soie, n'a d'autre réunion de savants qu'une Société littéraire. On n'y fait point de cours public. Il y a seulement des professeurs pour les élèves du lycée ; on y enseigne la physique, la chimie et la zoologie. Mr Catullo, habile naturaliste est chargé de la dernière. Il trouve une vaste mine à exploiter dans les montagnes du Véronais et du Vicentin où l'on découvre depuis long-temps, des débris volcaniques, des fossiles, des basaltes, des marbres, etc. Ronca et Bolca attirent surtout l'attention des curieux.

Il a paru à Vérone en 1818, un ouvrage sur le typhus qui a régné dans les prisons en 1817. « *Notizie
storiche intorno al tifo carcerale di Verona del
anno 1817, con alcune considerazioni sull'uso de'
bagni freddi nel tifo e sul modo ond'esso si comu-
nica dei dottori in medicina Giovani Batista Berti
e Tommasso Gugerotti-Frascator.* » L'explication
sur le mode de communication du typhus est une ad-
dition du Dr Berti. Les deux auteurs, chargés du
traitement des prisonniers rendent compte de leurs
résultats. L'ouvrage dédié au Dr F. Aglietti, médecin
du gouvernement pour la province de Venise, est fait
avec ordre, clarté et précision. Ils n'ont point suivi
dans leur médication, de doctrine exclusive. Ils se sont
sagement conformés aux circonstances particulières selon les symptômes, les complications, les anomalies.
La mortalité, dans ce typhus carceral, s'est élevée à
21, puis à 12 pour 100; tandis qu'à l'hôpital civil, en
1814, où la même maladie a été traitée à peu près par
les mêmes moyens, la mortalité n'a été que de 8
pour 100.

Mr Berti, l'un des plus savants médecins de Vérone,
y publie, par souscription, les œuvres posthumes de
Bórsieri dont il a pu rassembler les manuscrits auto-
graphes ; il y aura trois volumes in-8°. Cette publication sera entièrement différente de celle du professeur Brera, puisqu'elle n'offrira que des sujets inédits :
*Joannis Baptistæ Burserii de Kanilfeld opera post-
uma quæ ex scriptis ejusdem eximii quondam professoris clinices collegit et edidit medicinæ doctor
Joannes Baptista Berti.*

En quittant Vérone pour aller à Milan, on passe à Peschiera ; on côtoie le lac de Garda, on traverse différents lieux plus ou moins pittoresques, l'on arrive à Brescia. Cette ville de guerre, située au pied d'une montagne, a une population de plus de 30,000 habitants. Elle a deux hôpitaux civils, l'un pour les hommes, l'autre pour les femmes, et un hôpital militaire. Il y a dans le premier, dont les salles sont grandes, près de 200 malades, y compris 20 aliénés, tous au rez-de-chaussée. Ceux-ci sont renfermés dans de petites loges très mal-propres où l'air n'a pas un libre accès. J'y ai vu des maniaques chargés de chaînes et vociférant. Celui des femmes contient moins de malades. Il y a dans ces hôpitaux plusieurs pellagreux.

Hôpitaux de Milan.

Le ville de Milan, que l'on appelle le Paris de l'Italie, et dont l'extérieur surtout a été embelli par les Français, contient environ 130,000 habitants. Le grand hôpital est le plus beau de ce pays. La façade du bâtiment, une grande cour carrée, entourée de portiques élégants, des salles très vastes, bien conditionnées, où la ventilation s'opère facilement, plus de deux mille lits en fer, comme dans ceux des autres villes, et une bonne administration, donnent à ce lieu un intérêt particulier. Le service médical est distribué entre quatre médecins et quatre adjoints. Il y a deux chirurgiens principaux. Le premier est Mr Paletta ; le second est Mr Fossati, avec un nombre suffisant d'assistants. Le Dr Louis Sacco est premier médecin.

L'hôpital des Enfants trouvés et de la Maternité,

où l'on instruit des sages-femmes, est situé à la partie postérieure du grand hôpital, dont il est une annexe et à l'administration duquel il est soumis. Il en est séparé par une rue et par un canal de navigation. Le Dr Locatelli en est le médecin. C'est le même, qui, étant à Londres en 1782, a assisté à l'opération de la trachéotomie, faite par Mr Andrée, sur un enfant atteint du croup, la seule qui ait réussi, et que j'ai cité, d'après sa lettre à Borsieri, dans mon ouvrage sur cette maladie. On peut voir à ce sujet des détails importants, et la réparation d'une erreur envers cet estimable médecin, dans le *Journal général de médecine*, tome 55, page 115, et dans mon mémoire sur le cautère actuel, p. 153.

L'hôpital des insensés, nommé *la Senavra*, à deux milles de la ville, est isolé et bâti d'une manière vicieuse, dans une plaine basse, unie et sujète aux inondations. Il est mal distribué dans l'intérieur, et il manque d'un nombre nécessaire de loges pour séparer les maniaques des deux sexes. Lors de ma visite, vingt, trente maniaques furieux et au-delà, étaient ensemble dans les mêmes salles; la plupart enchaînés aux quatre extrêmités, faisant des cris, des hurlements épouvantables. S'ils avaient une main libre, ils s'en servaient pour frapper à coups redoublés, avec le bout de la chaîne, sur le plancher ou sur des bancs. Mr Buccinelli, médecin en chef très recommandable, trois médecins assistants et le chirurgien résidant m'accompagnaient. Je leur fis observer les graves inconvénients des chaînes et des coups que l'on inflige à ces malheureux, l'avantage de l'isolement pour traiter les furieux, et du gilet de force pour les contenir ; ils me répondirent que les circonstances n'avaient pas encore permis les constructions sollicitées, mais que le gilet de force, dont on m'a montré deux modèles, envoyés de Paris par le Dʳ Esquirol, allait être incessamment adopté.

Le Dʳ Buccinelli a fait appliquer à 25 maniaques la cautérisation par le fer rouge, selon la méthode que j'ai publiée. Il m'a assuré, ainsi que les autres médecins, qu'un tiers des malades avaient entièrement recouvré la santé. J'en ai vu deux sur la tête desquels il a fait pratiquer la cautérisation transcurrente, l'instrument sillonnant légèrement la peau, dont une fois en côtes de melon, l'autre fois selon la direction des sutures ; ils n'en ont point éprouvé de succès : je n'en fus pas surpris, parce que les brûlures étaient trop superficielles.

J'examinai un troisième de ces furieux, cautérisé récemment sur la nuque ; il était déjà calmé, ce qui avait permis de lui ôter ses fers. L'escarre était tombée ; l'ulcère de la brûlure, très large et profond, me parut seulement un peu trop bas. Sur mon observation, le chirurgien promit qu'à la première occasion il appliquerait l'instrument plus haut et en partie sur l'occiput...... Qu'il me soit permis d'ajouter ici que depuis la publication de mon Mémoire concernant les bons effets de l'ustion sur la tête ou sur la nuque dans plusieurs maladies, les Sœurs de l'hôpital des insensés de St.=Nicolas, près de Nancy, se sont servies dix-huit fois de ce moyen tel que je l'ai employé dans leur maison ; qu'elles sont ainsi parvenues à rendre la santé à douze personnes des deux sexes, principalement des femmes, et qu'une seule a eu une rechute l'année suivante. Deux Sœurs font l'opération. Ces résultats ont été obtenus dans l'espace de sept années, avec le même fer que j'avais fait fabriquer pour Thérèse Chossotte, sujet de ma dix-neuvième observation, et qui n'a pas eu de rechute. Ces courageuses et bienfaisantes Dames s'étant aperçues que la cautérisation faite sur la nuque par des chirurgiens non habitués, n'avait attaqué que la superficie de la peau, sans auaucun avantage, ont mis à profit ma recommandation d'en pénétrer toute l'épaisseur, au moins jusqu'aux muscles : cette condition est nécessaire pour obtenir des effets. La sœur Catherine Marteau, supérieure de l'établissement, m'assure n'avoir fait appliquer ce moyen qu'après avoir employé, sans utilité les autres remèdes : que la menstruation supprimée chez des femmes ou chez des filles, ne s'était rétablie que deux mois après l'ustion, et qu'à la fin de novembre 1821, un frénétique indomptable, dont la maladie n'est pas de nature à être guérie, et qui, par ses horribles cris, excitait la pitié, a été calmé et fort soulagé par cette opération. De tels succès, par le plus énergique de tous les remèdes, ne confirment-ils pas que le siége de la manie est souvent dans le cerveau, dans le cervelet ou dans leurs enveloppes? ils prouvent aussi, contre la théorie, que c'est lors de l'excitation très intense des fonctions de l'encéphale que ce stimulant dérivatif réussit le mieux. Je prie de remarquer que dans tous ces cas, l'application du cautère actuel a été faite sur la nuque, ou plus ou moins sur l'occiput, et qu'une fois seulement, en 1794, j'ai cautérisé le sommet de la tête. (Voy. ma 15° observ.)

D'après un tableau du mouvement de la *Senavra*, pendant dix - neuf années, qui m'a été remis par les administrateurs (*Elenco de'pazzi entrati, dimessi e morti nei sotto descritti anni nella pia casa della Senavra presso Milano*), il conste que dans ce laps de temps le minimum des insensés y a été de 361, et le maximum de 455; que le 4 août 1826, jour de ma visite, il y en avait 470, savoir : 231 hommes et 239 femmes; que dans les 19 années précédentes, le nombre des femmes a toujours surpassé de beaucoup celui des hommes; que le minimum de la mortalité, pour les deux sexes, a été, dans l'année 1807, de 61 sur 384; que le maximum a été, en 1815, de 169 sur 378; enfin, que la mortalité des femmes aliénées a constamment surpassé celles des hommes. Le Dr Buccinelli est aussi chargé du traitement de quelques femme affectées de la maladie vénérienne, dans une petite infirmerie attenant à l'hôtel de la police, où il m'a conduit.

Il y a encore à Milan quatre établissements de bienfaisance, 1° celui d'*Albiate grasso*, hors de la ville, qui est pour les incurables, les vieillards et les mendiants invalides : il y en a environ 800 des deux sexes; 2° la maison de travail et d'industrie de *St.-Marc* qui contient 380 individus; 3° celle de *St.-Vincent*, qui renferme 300 indigents ou orphelins que l'on fait travailler; 4° *la maison de correction* instituée par l'empereur Joseph II, renferme, pour un certain nombre d'années, des coupables dont les dé-

lits n'entraînent pas peine de mort ; la plupart ont
une chaîne aux jambes. Ils sont tous forcés de travailler à divers ateliers ; à des filatures, et à des fa-
briques en laine et en coton. Le 5 août, il y avait 400
hommes et 22 femmes : celles-ci sont séparées et ne
portent point de chaînes. Le produit des travaux est
vendu et divisé en deux parties ; la moitié est pour le
Gouvernement qui pourvoit aux dépenses de la maison, aux frais d'une infirmerie, d'une chapelle et des
employés ; l'autre moitié est pour les condamnés, auxquels on en compte une partie chaque semaine, et l'autre, lorsqu'ils sortent de la prison. La distribution commode et salubre du local, qui est très vaste, la propreté des ouvriers et de leurs habitations, l'ordre qui
règne partout, et la police sévère qui assurent les
succès, rendent cet établissement digne d'admiration.
De tous ceux que j'ai vus, celui-ci me semble approcher le plus de la prison de Philadelphie, quoique le
régime en soit très différent. (Voyez le mémoire de M.
le duc de la Roche Foucauld-Liancourt, et ma notice
sur cette prison et d'autres établissements dans les
États-Unis, Mémoire de l'académie des sciences de
Marseille, tome 7). M. le D. Villermé dit que la
prison de Melun, après celle de Philadelphie, est la
mieux tenue ; (des prisons telles qu'elles sont et telles
qu'elles devraient être, Paris 1820).

Le *Jardin de Botanique*, attenant au beau palais
des sciences et des arts et à l'observatoire, est très
petit, mais il contient beaucoup de plantes exotiques.
M. le professeur Bodei en est le directeur. On y a
greffé avec succès, par approche, le *laurus sassafras*

sur le laurier franc, *laurus nobilis*. Ce procédé peut être d'autant plus avantageux, que le sassafras qui croît en pleine terre, arrivé même à une certaine grosseur, périt dans notre Europe, et hors du temps des gelées, sans que la cause en soit bien connue.

Maladies règnantes ; Pratique médicale.

Les fièvres intermittentes, les fluxions de poitrine, la phthisie pulmonaire, la *pellagra*, sont communes à Milan. La méthode de Giannini, qui consiste dans l'emploi général de l'eau froide à l'extérieur et surtout à suspendre les paroxismes des premières, en plongeant le malade dans un bain froid, lorsqu'après le période du frisson la chaleur est développée, n'a pas eu beaucoup de partisans : on ne l'emploie plus à l'hôpital. Ce médecin a publié un ouvrage, en grande partie systématique, mais dans lequel on peut encore puiser de très bonnes choses. Il a fait sensation dans les écoles et parmi les praticiens : *Della natura delle febbri e del miglior metodo di curarle,* 2 vol. in-8°, Milan 1805. C'est après sa publication que nous entrâmes en correspondance. Heurteloup a traduit les deux volumes. Les nombreuses et savantes notes qu'il a ajoutées à la fin des chapitres en augmentent beaucoup la valeur. Deux autres volumes ont paru peu avant la mort de l'auteur.

Le Dr Rasori, autrefois professeur de clinique au grand hôpital, est, comme l'on sait, le chef de la méthode contre-stimulante, développée et vivement défendue par le professeur Tommasini, sous le nom de nouvelle doctrine italienne. Nombre de médecins et

d'élèves sont venus s'instruire à son école. Ils étaient
surpris de lui voir donner journellement des doses
énormes d'émétique (48 grains, 72, et au-delà),
dans les péripneumonies jusqu'au déclin de l'inflammation, et des succès qu'il obtenait, tant par ce
moyen que par certains remèdes sédatifs et debili-
tants, même sans aucune évacuation. On perd communément à l'hôpital douze à quinze malades pour
cent, atteints de ces maladies. Mr Rasori m'a dit, en
présence de Mr Sacco, que lorsqu'il y était chargé de
la clinique, la perte n'était, par son traitement, que
de dix ou onze sur cent. Mr Ozanam, médecin à
Lyon, qui a suivi sa clinique, dit qu'elle s'élevait à
26 pour 100; tandis que dans les salles ordinaires
elle ne présentait que 9 $\frac{57}{100}$: (*Observations sur la doctrine et la pratique du contre – stimulus*, 1816).
Dans notre conversation, Mr Rasori a ajouté qu'il
était faux qu'il n'employât exclusivement que des
remèdes débilitants, et qu'assez souvent il avait re-
cours à l'opium. Le complément de sa théorie, à
laquelle Mr Moscati et quelques autres ont refusé
leur assentiment, n'a pas été publié. Mais on voit
sa manière d'apprécier les diathèses et d'établir la
curation dans son Mémoire sur l'épidémie de Gênes :
«*Storia della febbre petecchiale di Genova degli anni*
1799, 1800 », et mieux encore, dit Tommasini,
dans ceux qu'il a fait insérer dans les annales des
Sciences et des Lettres: «*Dell'azione della digitale nel
«sistema vivente ; dell'uso della gommagotta ne'-
«flussi intestinali, e del nitro nel diabete ; delle
«peripneumonie infiammatorie, e del curarle prin-
«cipalmente col tartaro stibiato* ».

Maintenant on ne donne plus en Italie des doses
considérables d'émétique. J'y ai vu prescrire ce remède, et à Bologne même, selon l'usage ordinaire.
On a pareillement supprimé les doses d'un gros de
kermès et de gomme-gutte. Des personnes impartiales
n'ont pas tardé à s'apercevoir que de semblables trai-
tements avaient pour résultats la gastro-entérite.

Mr Rasori a irrité les praticiens en se déclarant
publiquement, dans un discours, l'ennemi le plus
acharné d'Hippocrate. Cette production, enfant du
délire, a pour titre : *Analisi del preteso genio d'Ip-
pocrate*; (Milan 1799). Il accuse aussi le quinquina,
parce qu'il contrarie son système, et il fait le procès
à cette divine écorce que quelques-uns de ses fauteurs
ont cependant rangée, en dernier lieu, parmi les
contre-stimulants. Sa doctrine subira bientôt le sort
de celle de Brown ; déjà plusieurs la modifient ; d'autres l'ont abandonnée. Quand cesserons-nous d'avoir à
gémir sur tant de vacillations, d'incertitudes et de ré-
volutions en médecine ? ce sera lorsque nous aurons un
bon esprit d'observation ; que nous aurons vu souvent
les choses sous toutes les faces, en différents lieux et
sans prévention ; enfin, lorsque nous aurons fait une
juste application de la physiologie à la pathologie, ainsi
que Bichat, après Bordeu, en a donné l'exemple, et
des avantages de laquelle Mr Broussais, qui l'a perfec-
tionnée, a déjà fourni tant de preuves.

> On fait et l'on défait, on rétablit, l'on casse,
> Rien ne demeure entier, quelque chose que l'on fasse.

Il paraîtra surprenant que la ville de Milan, qui n'a

plus de professeurs, attendu la proximité de Pavie, et qui a produit, dans l'art de guérir, des hommes d'un vrai mérite, n'ait point de Société de médecine, ni *conversazioni.* Le D'' Omodei publie un journal sur les sciences médicales. *Annali universali di medicina* ; il a publié, en 1821, un mémoire sur la fièvre pétéchiale épidémique, ayant pour titre : *Prospetto nosografico - statistico - comparativo della febbre petechiale che ha regnato epidemicamente nella Lombardia nell'* 1817, 1818. Sur 38,618 malades il en mourut 7,064. En juillet, il mourut environ un malade sur trois. L'auteur, qui s'est érigé en censeur sévère des doctrines médicales, croit que l'éruption constitue une maladie essentielle, (c'est l'opinion générale en Italie et surtout en Toscane), tandis qu'elle n'est réellement qu'un symptôme accidentel d'un véritable typhus. (Voyez l'extrait critique par M'' Boisseau, *journ. univ. des scienc. méd.*, juillet 1821).

Vaccine. M'' Louis Sacco, qui a tant fait pour la propagation de la vaccine, et qui a été le directeur général de cette inoculation en Lombardie, semble être oublié par le Gouvernement. Ses compatriotes même ne lui ont pas tenu assez de compte de son zèle. Il a étendu plus loin que moi ses expériences sur les animaux, ainsi qu'on le voit dans son bel ouvrage in-4° avec quatre planches, non compris le portrait du D'' Jenner, parfaitement ressemblant, au frontispice : *Trattato di vaccinazione con osservazioni*, etc., Milan 1809. La découverte Jennérienne, adoptée dans toute l'Italie, mais languissante en beau-

coup d'endroits, s'y pratique aujourd'hui sans recevoir d'encouragement de ses souverains. Il faut en ex-
cepter la Duchesse de Lucques qui y entretient un
comité de vaccine. Le Roi des Deux-Siciles a rendu,
le 6 novembre 1821, le décret suivant : « Tous ceux
qui, par une conduite répréhensible, ont négligé de
faire vacciner leurs enfants, ou tout autre individu de
la famille qu'ils gouvernent, ne pourront jouir d'aucun bienfait de notre souveraine munificence, à quelque titre que ce soit. Aucune pétition ne sera reçue
dans nos ministères, ni accueillie dans quelque administration de bienfaisance que ce soit, si elle n'est
accompagnée d'un document qui constate que le péti-
tionnaire a été vacciné, et qu'il fait partie d'une famille dont tous les individus ont été vaccinés, ou ont
eu la petite vérole antérieurement à ce décret ».

La *Pellagre*, cette singulière affection cutanée,
endémique dans le royaume Lombardo-Vénitien, était
inconnue il y a un siècle. Elle ne se développe ordinairement que parmi les paysans cultivateurs miséra-
bles qui se nourrissent de mauvais aliments, et qui
habitent principalement au pied des montagnes. On
la voit beaucoup plus rarement dans les lieux élevés
que dans la plaine ; elle ne se manifeste pas dans les
rizières ni dans les lieux marécageux, ce qui prouve-
rait déjà que le grand nombre de canaux qui coupent
en tout sens la vaste plaine de Lombardie, et l'action des
rayons solaires, n'en sont pas les seules causes éloignées.
On a quelques exemples de son apparition hors de cette
contrée. Le professeur Barzellotti, de Pise, l'a vue en
Toscane. Allioni, Gensana, et Boërio l'ont vue en

Piémont et en Savoie. Elle paraît au printemps, augmente en été, et disparaît à la fin de l'automne.

J'ai observé beaucoup de pellagreux dans les hôpitaux depuis Padoue jusqu'à Pavie. Le dos des mains et des pieds, quelquefois une portion des avant-bras et la partie antérieure du cou sont le siége de la maladie. La peau est flasque, rougeâtre, sans chaleur ni douleur, rugeuse, et à la fin furfuracée; nulle gerçure ni ulcération; rien qui ressemble à des dartres. Sur quelques-uns, l'épiderme a une teinte brunâtre ou noirâtre, comme si on y eût jeté une solution de suie. Aucun n'en avait au visage. Les médecins m'ont assuré n'y avoir pas vu cet exanthème. Les malades maigres tristes, accablés, étaient d'une faiblesse extrême. Chez les uns, il y avait complication de démence ou de délire maniaque; chez d'autres, de pneumonie, de *tabes*, de dysenterie, d'œdème, sans que la pellagre eût diminué; au contraire, la peau, dans ces cas, prend une teinte d'autant plus prononcée ou noirâtre que le danger s'accroît. C'est ce que le Dr Sacco me fit encore remarquer dans l'hôpital de Milan. Ce médecin dit que les enfants n'en sont pas exempts, et il croit que la maladie attaque un plus grand nombre d'individus qu'autrefois: elle produit même plusieurs suicides.

La véritable cause est encore inconnue. Des médecins la supposent dans l'humidité, la mauvaise nourriture et l'insolation. La plupart l'attribuent à la *polenta* et au pain fermenté du maïs. Marzari, de Trevise, confirme, à cet égard, l'opinion des professeurs Fanzago, Brera, etc., et il considère la maladie comme portant ses effets sur le système nerveux,

Le professeur Spedalieri, de Pavie, m'a dit que dans un temps de disette, des habitants, à quelques milles de Bologne où il était alors, ayant fait usage de pain de maïs (*zea maïs*), plusieurs eurent la pellagre ; que jamais on ne l'y avait vue auparavant, et que la cause ayant cessé, les effets disparurent. On peut opposer à cette opinion que les habitants de l'Italie méridionale, les Calabrois et les autres peuples dont la principale nourriture consiste en maïs, n'ont jamais la pellagre, tandis qu'on la voit sur des personnes qui s'en étaient abstenues. Jusqu'à présent les recherches pathologiques n'ont conduit à aucune découverte importante. Le Dr Gidelli pense que la moëlle épinière est affectée d'une phlogose chronique. On ne peut le prouver que par des autopsies répétées. Odoardi l'avait cru une espèce particulière de scorbut.

Il paraît évident que cette maladie est une débilité essentielle du systême lymphatique. Elle n'a point d'analogie avec les affections lépreuses, éléphantiaques ni herpétiques. Elle n'est pas contagieuse. Mon savant ami le Dr Alibert, qui a exposé tout ce qu'on sait sur la pellagre, la place dans la troisième espèce des icthyoses (*icthyosis pellagra*). Lorsqu'elle est sans complication, on la guérit simplement avec le repos, de bons aliments, du vin, quelquefois des bains, et au début, par l'émigration.

Hôpital et Université de Pavie.

Après avoir traversé une belle plaine très fertile, de six lieues de longueur, et avoir visité, à un mille de la route, la *Certosa*, l'une des plus curieuses et des plus riches églises de l'Italie, je suis arrivé à Pavie, située agréablement sur le Tessin. L'hôpital de cette ancienne ville est proportionné à sa population qui est de 15,000 habitants. Il est derrière et près de l'université. Le bâtiment est bien distribué et convenablement aéré. Les salles, au rez-de-chaussée, sont grandes, se croisent, et ont deux rangs élevés de galeries en bois qui permettent de circuler autour et dans leur étendue : le premier rang est au-dessus des fenêtres. C'est le seul hôpital où j'aie vu cette construction. Les salles du premier étage sont plus petites. Quatre sont destinées aux cliniques, savoir : pour la médecine interne, pour la chirurgie, pour les maladies des yeux et pour les femmes en couche. La troisième, nouvellement établie et confiée à un oculiste allemand qu'on a envoyé à Pavie, est regardée avec raison comme entièrement superflue. Je n'y ai vu que quatre malades. La totalité de ceux de l'hôpital était de 300 : on peut en recevoir jusqu'à 500. Il y a quatre médecins et quatre chirurgiens, dont le service est permanent. Le professeur Borda est le premier médecin chargé de la clinique, et le professeur Volpi, premier chirurgien. Quoiqu'on y voie tous les étés la pellagre, aucun médecin de Pavie n'a écrit sur cette maladie pour laquelle plusieurs autres ont exercé leur plume. On opère la taille par l'appareil latéral, et l'on se sert le plus ordinairement du gorgeret d'Awkins, modifié par Scarpa. L'opération pour la cataracte a été faite par dépression jusqu'à l'arrivée du professeur allemand.

L'université, naguères si célèbre, est composée de

trois Facultés : celle de médecine, de jurisprudence et celle des mathématiques ; il n'y en a point de théologie. Le nombre des étudiants est d'environ 800. Elle possède un beau et long bâtiment avec quatre cours, ayant une forme carrée, dont trois sur la même ligne, ceintes de portiques à colonnes ; ce qui leur donne une apparence claustrale. L'intérieur renferme les salles des classes, des actes, la chancellerie, la bibliothèque, les cabinets de physique et de chimie, un riche muséum d'histoire naturelle, dont Mr Zandrini est professeur, et un autre d'anatomie. Ces deux derniers sont les plus beaux et les plus instructifs de toute l'Italie. Sous le règne de Joseph II, des hommes déjà célèbres furent appelés par ses ordres à l'université ; l'abbé Spallanzani, qui fut de ce nombre, augmenta beaucoup et embellit le cabinet d'histoire naturelle. On y voit un grand nombre de préparations anatomiques. Dans l'un et dans l'autre, tout est parfaitement distribué.

Les pièces d'anatomie humaine forment une collection dont les détails pourraient composer un volume : elle est le résultat des travaux de deux professeurs. J. Rezia l'a commencée, mais elle a été considérablement augmentée par le chevalier A. Scarpa, dont les préparations se distinguent par classe, selon les divisions anatomiques ; plusieurs, très délicates, surtout celles des sens et d'angéiologie, offrent aux connaisseurs un grand intérêt. Il en est qui ont fait le sujet de mémoires qu'il a publiés. Il y a peu de pièces en cire. Cet habile chirurgien, avec lequel j'ai visité la belle collection en ce genre à Florence,

n'en est point partisan, excepté pour les modèles d'a-
natomie pathologique. En effet, quoique ces préparations imitent parfaitement la nature, on dira toujours
ce n'est pas elle. Parmi les pièces naturelles d'organes
malades, j'en ai remarqué une, déjà ancienne, qui
présente un cas dés plus rares : c'est la vessie disten-
due, dont la membrane interne, sortie de la cavité
vers la partie latérale droite de son corps, a formé une
hernie aussi grosse que ce viscère. Le rectum et la
verge sont conservés dans leur rapport de position. On
a pratiqué à la vessie, sur le côté opposé à la hernie,
une ouverture carrée, par laquelle ou distingue l'entrée et le passage de communication d'une cavité dans
l'autre. Il paraît que l'individu, mort à l'hôpital du
temps de P. Frank, a vécu longtemps avec cette
maladie.

En fait de cabinets d'anatomie, nous n'avons maintenant en France rien à envier aux étrangers. Celui
de la Faculté de médecine de Strasbourg, que j'ai examiné pour la deuxième fois en 1819, s'est considérablement accru par les travaux de M^r le professeur
Lobstein. Il passe aujourd'hui, malgré la belle collection de celui de Berlin, pour le plus riche de l'Europe, tant par ce qui concerne l'anatomie phisiologique
de l'homme et des animaux, que par l'anatomie pathologique. Il est douteux cependant, qu'en ce genre,
comme en injections du système lymphatique, on ait
surpassé ce que j'ai vu à Londres dans les cabinets de
John Hunter et de Mr Heaviside (1). L'École de Mé-

(1) La visite d'un cabinet d'anatomie me rappelle des souvenirs
bien douloureux. Ayant été autrefois passionné pour cette science,

decine de Paris a formé, depuis la révolution, la plus belle collection de faits pathologiques modelés en cire, par Mr Pinson, qui a, depuis quelques années, pour émules, Mrs les Drs Cloquet.

Le Jardin de Botanique de l'université est beaucoup plus grand que celui de Milan : il est divisé en trois parties. La culture des végétaux est bien soignée. Mr Noka est le professeur.

Voyons maintenant la distribution et l'état de l'enseignement dans la Faculté de médecine de Pavie. Lorsque l'Autriche a recouvré son territoire, l'université a subi de grands changements. On a supprimé des professeurs et des branches de l'instruction. On a introduit la méthode d'adjuger les Chaires au concours. Le professeur Scarpa qui était directeur de cette Faculté, voyant évincer des hommes aussi estimables que laborieux, et calculant tous les abus des concours, a donné sa démission. L'enseignement est partagé entre quinze professeurs ; savoir : quatre pour les cliniques ; un pour l'anatomie générale ou grosse anatomie ; un autre pour l'anatomie *sublime* et la physiologie (partie qui était enseignée par Scarpa) ; un pour la pathologie et la matière médicale ; un pour chacune des parties sui-

que j'ai enseignée pendant plusieurs années, j'avais fait un grand nombre de pièces. A la fin de 1790, j'ai transporté les plus curieuses, dont quelques variétés anatomiques (voy. l'ancien journal de médecine, tome 86, page 238 et suiv.), et celles qui m'avaient coûté tant de peines, de Nancy à St.-Domingue. Je les ai perdues lors de la guerre civile, avec ma bibliothèque, mes manuscrits, et toute ma fortune, dans le pillage et l'incendie du Cap-Français. J'échappai comme par miracle, pendant mes fonctions, et après des dangers indicibles, au massacre de cette ville, et j'arrivai en Virginie, dans le plus grand dénuement.

vantes : les institutions chirurgicales ; la médecine légale ; la chimie, la minéralogie et la zoologie ; la vé-
térinaire ; la botanique ; et enfin un professeur pour
les phlébotomistes et ceux qui doivent exercer dans
les campagnes. On leur enseigne, en moins d'une année, de la physiologie et de la médecine.

Comment se fait-il que dans un Corps illustré par
les Borsieri, les Tissot, les deux Frank, les Spallanzani, les Scarpa, on ait supprimé l'enseignement de
l'anatomie comparée, dont la Chaire était si digne-
ment remplie par le professeur Mauro Rusconi ? Ce
savant estimable avait entrepris des travaux importants, que cette inique suppression l'a forcé d'arrêter.
Qui peut nier que l'anatomie comparée ne soit le
flambeau de la physiologie et la boussole de la zoologie ? Quels progrès ces sciences n'ont-elles pas faits
parmi nous ? Quel auteur étranger peut ne pas citer
aujourd'hui les découvertes des savants illustres dont la
France s'honore ? Outre l'autorité de Camper, nous
pouvons nous appuyer de celle de Haller et de
Blumenbach, qui tous deux ont dit que la physiologie doit plus de découvertes à l'anatomie comparée,
qu'à la dissection des cadavres humains. N'avons-nous
pas entendu Vicq-d'Azir et Desault professer la même
opinion.

L'École de Pavie, obligée de mettre les Chaires au
concours, offre un grand contraste avec ce qui se
passe maintenant en France, où l'expérience a fait
juger qu'il était plus convenable de supprimer ce
mode d'élection. Les praticiens de cette École, que
nous venons de citer, avaient-ils besoin, pour ré-

pandre leurs lumières , des épreuves réservées à la jeunesse , dans d'autres circonstances, afin d'exciter son émulation? On ne les avait pas exigées pour les hommes dont les talents ont brillé dans les nôtres , lors de leur réorganisation. Lorsque ces épreuves sont déjà faites par une bonne réputation , par des ouvrages utiles, un enseignement particulier, ou un exercice dans les hôpitaux , ou une pratique étendue , et enfin confirmées par l'opinion des hommes compétents , que faut-il de plus pour être appelé à l'enseignement public ? Celui qui réunit à ces qualités une élocution facile , doit-il voir préférer, par la partialité , le jeune candidat qui n'aurait d'autre mérite que de savoir disserter sur la théorie et sur les résultats de ses dissections? J'ai été, comme tant d'autres, le partisan des concours, et je blâme tout ce qui n'est obtenu que par la faveur. « L'élection à huis clos , dit le Dr Fodéré (Police médicale du dictionnaire, tome 44) , ferme la porte à l'émulation pour ouvrir celle de la complaisance et de l'accommodement. Plus d'espoir aux hommes qui se morfondent pour se distinguer dans leur profession, parce que le mérite et la vertu sont les censeurs que l'on n'aime pas ». Ce professeur, dont la réputation était faite, avait obtenu au concours, il est vrai, sa Chaire pour la médecine légale à Strasbourg. Qui n'aurait pas applaudi, sans cette condition , à un choix qui devait être la légitime récompense de son mérite? Puisque notre Commission royale de l'Instruction publique a pesé dans sa sagesse les inconvénients des concours , on

peut s'en raporter à son jugement. Son œil vigilant
saura distinguer ceux qui réunissent les qualités ci-
dessus et les appeler à des fonctions utiles aux sciences
et à la patrie.

Pour revenir aux professeurs de l'école de Pavie,
j'ajouterai que la nouvelle doctrine du *contro-
stimulus* y avait en partie remplacé celle du Brownisme ; qu'aux expressions *faiblesse directe et indi-
recte* avaient succédé celles d'*irritation* et de *phlogose*,
et que le professeur Borda était son plus zélé défenseur ; mais qu'elle y a éprouvé un grand échet par
les derniers changements. Maintenant on n'en parle
presque plus, et les professeurs reviennent à la mé-
décine hippocratique.

Le célèbre Scarpa, âgé de 71 ans, travaille encore
dans sa retraite, aux progrès de la science. A ses savants écrits sur diverses parties de l'anatomie et de la
physiologie, notamment ses tables névrologiques, sur
les maladies des yeux, les anévrismes et les hernies,
qui ont été partout bien accueillis, va en succéder
un autre sur les hernies du périnée en particulier :
ce mémoire est sous presse. La cinquième édition
de son ouvrage intitulé : *Saggio di osservazioni
e di sperienze sulle principali malattie degli occhi*,
vient d'avoir à Paris deux traductions en français.
Le professeur Spédalieri a publié un bel éloge de
Jean Philippe Ingrassia, célèbre médecin sicilien,
124 pages in-8°. Le Dr Placide Portal, de Sicile,
a publié à Pavie, en 1820, des réflexions sur une
singulière éruption pétéchiale qui ont aussi été in-

sérées dans le journal de physique de cette ville. Le
Dr M. Rusconi a publié, en 1817, un intéressant
mémoire sur les salamandres aquatiques avec figures.
(*Descrizione anatomica degli organi delle larve
delle salamandre acquatiche*) ; puis, en 1819, con-
jointement avec Mr P. Configliachi, une belle monographie du *Proteus anguinus*, (voyez l'art. de Pise).
Maintenant il se propose de publier quelques détails
anatomiques sur la sirène lacertine qu'il regarde
comme un têtard. Feu Barton, de Philadelphie, y a
laissé un mémoire, sous le titre de lettre, concernant
cette sirène, duquel il résulte qu'elle n'est point une
larve, mais un animal parfait. Les nouveaux docu-
ments de Mr Rusconi prouveront, au contraire,
qu'elle est un animal imparfait. Il doit encore publier
un mémoire sur l'anatomie et la métamorphose du
têtard de la grenouille commune, qui sera accompagné
de deux planches dont les figures seront dessinées et
gravées par lui-même. C'est chez lui que j'ai vu un
Protée vivant dans l'eau, à l'abri de la lumière. Il l'a-
vait reçu des cavernes de la Carniole par Trieste : sa
tête est grosse et les branchies très vermeilles ; sa
longueur est de dix à douze pouces. Il se nourrit de
vers lombrics ; mais il ne mange pas ordinairement en
hiver. Dans cette saison, ses branchies sont extrêmement petites et très pâles. A la fin du mois de juin
1821, il y avait trois ans et neuf mois que ce zélé et
profond naturaliste le conservait. Il n'a pas grossi sen-
siblement. Il a seulement changé de couleur, malgré
l'attention de le tenir constamment dans l'obscurité.

Hôpitaux de Gênes.

De Pavie à Gênes, on passe par Voghera, Tortone, Novi, Voltagio. On entre dans le cœur des Apennins ; on en franchit la hauteur par la *Bocchetta* ; on entre dans la vallée sauvage et pittoresque de la *Polcevera*. Après une descente rapide de deux lieues, on arrive à *Campo Marone*. Delà, par une belle route en pente insensible, environnée de maisons de campagne, on aborde la mer ; puis, en la côtoyant, on entre dans la capitale de l'ancienne Ligurie, par le faubourg de St.-Pierre d'Arena, qui a environ une lieue de longueur. La ville est située entre les montagnes et le golfe. Le magnifique tableau qui se déploie en avançant dans le faubourg, frappe tellement la vue, qu'on l'a comparé, quoiqu'inférieur, à celui de Naples. Mais pour la beauté de la perspective, il faut l'examiner sur la mer. Gênes qu'on a nommée la superbe, n'a point de quais ni de bassin ; sous ce rapport, elle ne peut être comparée à Marseille. Elle n'a qu'une belle rue, grande et riche par ses palais en marbre et ses peintures, *strada nova* et *strada novissima* ; mais elle n'est pas droite, et c'est presque la seule où il soit permis d'aller en voiture. Elle est bien pavée ; mais non avec des laves comme l'a dit Dupaty.

Cette ville, peuplée de 90,000 habitants, y compris les faubourgs, a deux hôpitaux civils, un hôpital militaire et une maison de travail considérable nommée l'*Albergo*. L'hôpital appelé *Pammatone*, est grand et très beau. Les colonnes du péristyle sous lequel on entre, les escaliers, les rampes, les balustrades sont

en marbre blanc : on croirait arriver dans un palais.
De vastes salles, bien aérées, sont au rez-de-chaussée et au premier étage. Elles sont ornées de statues, de bustes et d'inscriptions qui transmettent
les souvenirs des bienfaiteurs de la maison ; ceux qui
lui ont légué 25,000 francs ont une inscription ; ceux
qui lui en ont légué 50,000 ont un buste, et l'on
a érigé une statue aux donateurs de 100,000 francs.
Le 9 août, il y avait 693 malades. L'hôpital peut en
contenir 3000. Durant le blocus, on y en a placé
jusqu'à 4000. La famine et le typhus ont fait alors de
grands ravages : 18,000 personnes ont péri dans la ville
en moins de deux mois.

Les officiers de santé en chef de l'hôpital sont au
nombre de sept ; savoir : pour la médecine, Mrs Mar-
chelli, Castagnetto, et Mone ; pour la chirurgie, M^{rs}
Levaroni, Guidetti, Molfino et Gazzo. Il y a en
outre, quatre médecins suppléants et quatre aides-
chirurgiens. Les premiers ou les chefs sont permanents ; les seconds n'y sont que pour six ans. Quatre
de ceux-ci, partagés pour les deux parties, sont dé-
signés chaque jour comme résidants, sur la feuille du
mouvement de l'hôpital que l'on distribue : on y indique aussi le nombre des différents employés, infirmiers, filles de service que l'on élève pour soigner les
femmes, sœurs de N. S. du Refuge, nourrices et enfants
exposés que l'on donne ensuite pour être élevés au dehors. Il y a dans ce local des femmes en couche et un
petit nombre de vénériens. Un capucin oculiste très
adroit, le frère Pascal de Marola, y opère la cataracte.

L'Hôpital des Incurables n'est pas comme on l'a

11

écrit , un *palais superbe* , ni à beaucoup près aussi beau , ni aussi bien distribué que celui de *Pamma-tone*. Il reçoit les indigents , les vieillards et les insensés des deux sexes : ceux-ci sont dans un local séparé. Il y avait 691 individus , y compris 380 insensés. Dans ces derniers , dont une partie paie pension à deux prix différents , il y avait 246 hommes et 134 femmes. J'ai vu avec indignation beaucoup de maniaques chargés de chaînes , 30 à 40 furieux dans la même salle , vociférant et faisant un bruit effroyable. Très peu sont dans des loges particulières. Les femmes maniaques , presque toutes réunies , mais en plus grand nombre , sont enchaînées sur leur lit par les quatre membres. On peut juger que tout concourt à accroître ou à entretenir leur fureur , et qu'un aliéné paisible cesserait de l'être au milieu de ces turbulents. On conçoit avec peine que dans ce siècle et chez une nation aussi éclairée , la plus grande portion de la belle Italie suive encore une méthode aussi condamnable , réprouvée par la philosophie , et que l'humanité anglaise , française et germanique a abolie.

Un chirurgien réside constamment dans l'hôpital des incurables. Les médecins sont Mrs Isola et Timoni. Ils viennent tous les jours y faire leur visite. L'un d'eux est chargé spécialement des aliénés.

L'hôpital militaire est dans une très belle situation , sur un lieu élevé du faubourg Saint-Théodore , qui est une continuation de celui d'Arena et au pied de la montagne. Il peut recevoir jusqu'à 1,000 malades.

L'Albergo dei poveri est un établissement remarquable et admiré de tous les étrangers. Il est beau, bien

distribué, situé presque hors de la ville au pied de la
montagne où nombre d'habitations sont construites en
amphithéâtre. La façade et l'avenue qui y conduit, lui
donnent l'apparence d'un château. Il y a 160 ans qu'il
est construit. On y voit comme au grand hôpital, les
statues debout ou assises, des donateurs généreux de
fortes sommes. Les orphelins et les indigents jeunes et
capables de travailler y sont admis. Il y en avait 1,400.
Les uns sont occupés à fabriquer des tissus de laine,
de coton, de fils de chanvre, des tapis, des bas, des
rubans de soie, etc. Les autres peignent, cardent et
filent les matières brutes. Il y a aussi des tailleurs
et des cordonniers. Les hôpitaux se fournissent des
produits de ces manufactures : le reste est vendu ou
est pour le compte des marchands de Gênes. Il y a
une infirmerie pour chaque sexe, dont les ateliers
grands et salubres sont également séparés ; mais si la
maladie de ceux qui y sont placés se prolonge au-delà
de trois jours, on les transporte au grand hôpital.
L'administration de cet utile établissement est très
bonne. Le chevalier de Spinola en est le surintendant.
J'y ai vu les jeunes garçons séparément d'un côté et
les filles de l'autre, en récréation et au travail. On
m'a conduit dans les magasins, à la chapelle, aux
cuisines, qui, comme les caves, sont sous la maison :
tout est dans le meilleur ordre.

État de la médecine. Depuis la réunion de Gênes
au Piémont, il n'existe plus, dans cette ville, de Société
savante. Celle qui y avait été établie en 1801 sous le
titre de *Société médicale d'émulation*, travaillait avec
zèle et distinction. Elle avait publié des mémoires dont

les journaux ont rendu compte. Quelques-uns de ses membres y avaient propagé la vaccination qui s'y soutient de fait, par l'évidence irrécusable de ses heureux résultats. Chaumeton a publié une analyse de la littérature médicale de Turin, de Milan, de Pavie, et principalement de Gênes ; mais il n'est entré dans aucun détail sur les hôpitaux, excepté celui de *Pammatone.* Je renvoie à ses notices, *Journal universel des sciences médicales*, tomes I, XII et XIII. Je ferai seulement observer que le Dr A. Bertoloni, qu'il a cité page 57 du tome XIII, est maintenant professeur de botanique à Bologne. L'université seule existe, mais dans un état de langueur et de décadence. On a renvoyé, sans que la cause en soit connue, le célèbre mathématicien Multedo, le savant helléniste Galliuffi, l'éloquent Boni, le Dr B. Mojon, et autres professeurs.

Dans les hôpitaux comme dans la ville, on n'a adopté aucune doctrine médicale exclusive ; aucun système n'y domine. Celui du *Contro-Stimulus* y a peu de partisans. La plupart des médecins ayant fait leurs études dans des universités étrangères, chacun a apporté dans sa pratique la théorie de ses maîtres. En général, on y suit la médecine d'observation. Le Dr Deferrari, médecin du Lazaret, et le Dr Benoît Mojon, auteur de plusieurs mémoires, notamment des *Leggi fisiologiche*, traduites en anglais par Mr Warden, qui a voyagé et qui a été pendant sept ans médecin en chef de l'hôpital militaire, sont des praticiens recommandables et jouissant d'une grande réputation. Le frère de Mr Mojon est un chimiste habile, connu par diverses productions scientifiques, principalement *il corso analitico di chimica*, 2 volumes in - 8° ; *Descrizione mineralogica della Liguria, Genova* 1815, et par une bonne analyse des eaux thermales d'Acqui. Ces eaux du Piémont, à 4 lieues d'Alexandrie, ont une température de 30 à 60 degrés du thermomètre de Réaumur. Elles sont moins hydro - sulfurées que les eaux froides qui sourdent dans le même lieu.

Hôpitaux et Académie de Turin.

Revenu à Novi, après avoir repassé la *Bocchetta*, je me suis dirigé par Alexandrie, vers Turin. Cette belle ville, dont la population est de plus de 80,000 habitants, possède trois hôpitaux civils, une maison pour les aliénés, une Université, un Académie royale des Sciences, un Observatoire, un Muséum d'histoire naturelle, et un beau Jardin de botanique, situé sur le Pô, au Valentin, à un tiers de lieue de Turin : Mᵣ Castelli en est le professeur.

L'hôpital St.-Jean a de belles salles bien aérées, contenant 200 malades, mais pouvant en recevoir le double. Il y a quatre médecins ordinaires et deux professeurs de l'Université, pour la clinique seulement. Deux chirurgiens professeurs sont en même temps chargés de la clinique chirurgicale. Ils ont un assistant.

L'hôpital de la Maternité et des enfants abandonnés est une sorte d'annexe de celui de St.-Jean. Il est sous la même administration.

L'hôpital de la Charité renferme des vénériens, des indigents des deux sexes, des orphelims et des mendiants. On y a établi des ateliers en différents genres, où l'on occupe tous ceux qui sont capables de travailler. Il y a au-delà de 1200 personnes. Il s'en faut bien que cet établissement rivalise avec l'*Albergo* de Gênes. Néanmoins la mendicité existe à Turin. On a supprimé les dépôts de mendiants que les Français avaient établis dans les départements du Piémont.

La maison des insensés renfermait à la fin du mois d'août 1820, deux cent quatre-vingts individus, dont cinquante maniaques enchaînés. J'ai vu quatorze de ces malheureux sur de la paille dans la même chambre, et ving-deux dans une autre, faisant d'horribles cris. Les hommes sont logés au rez-de-chaussée et au premier ; les femmes occupent les étages supérieurs. Tout dans ce lieu est vicieux et révoltant. On saigne tous les insensés qui arrivent. Dans le mois de juin ou de juillet de chaque année, on les saigne et on les purge sans distinction. C'est tout le traitement. Trois médecins et trois chirurgiens y font le service alternativement pendant quatre mois ; aucun n'y réside ; on les appelle lorsque quelques cas extraordinaire exige leur présence. Les médecins sont M.rs Laurent Cera, Alexis Gillio, et Chiesa fils ; les chirurgiens, M.rs Michel Panora, Santus et Friolo. Deux d'entre eux et l'estimable D.r Canaveri, ex-professeur de la Faculté, m'ont accompagné. Ils gémissent d'une routine dont il paraît qu'ils ne sont pas libres de s'écarter. Comment se peut-il qu'un Gouvernement aussi paternel que celui du Piémont, souffre, dans sa capitale, une telle administration et des abus aussi contraires à ses principes d'humanité ? On ne peut espérer d'y remédier qu'en confiant exclusivement à des médecins en permanence, le régime sanitaire et hygiénique.

État de la médecine. La Faculté est maintenant composée de neuf professeurs pour l'enseignement de la médecine et de la chirurgie. L'université étant fermée depuis les troubles qui ont eu lieu dans ce pays, les leçons sont encore suspendues au mois de décembre 1821. Il y a à Turin un grand nombre de médecins. L'ouvrage le plus considérable qui y ait paru dans ces derniers temps, et malheurensement sans profit pour la science, est celui du Dr Amoretti : *Nuova teoria delle febbri e della loro cura, con riflessioni sulle principali moderne teorie mediche e fisiologiche*, 2 volumes in-8° 1817. L'auteur, ayant la prétention de régénérer la médecine, attaque toutes les doctrines, surtout celle de Brown, quoiqu'il conserve la distinction des maladies en sthéniques et en asthéniques. Il critique avec aigreur les médecins italiens, français, allemands qui ont établi des théories, et il soutient que les fièvres sont essentielles. Pour se faire mieux entendre (car des praticiens de Turin même, trouvent son style diffus et fatiguant), il renvoie à sa *Nuova dottrina medica della Vitalità e dello stimolo.* L'ouvrage de Mr Amoretti n'a pas été goûté, et sa doctrine n'est presque pas connue à Turin.

Le Dr Paul Boërio a publié en 1811, une *istoria della pallagra*, maladie que son oncle a observée dans le territoire de Mazze, et dont l'origine ne date en Piémont que de l'année 1790. Allioni, cité ci-dessus, en avait donné une description en 1793.

On observe de temps en temps le croup dans les

plaines du Piémont. J'en ai déjà fait mention dans
mes *Recherches historiques et pratiques* sur cette
maladie , pag. 69. Ayant trouvé à Turin un ouvrage
sur le même sujet, dont on m'avait parlé à Rome,
par feu Rubini de Parme , intitulé : *Riflessioni del*
dottore Rubini Sulla Malattia communemente deno-
minata CRUP, 448 pag. in-8°, j'ai vu pag. 405, qu'a-
près avoir loué le mien d'une manière très flatteuse ,
et avoir discuté deux ou trois points historiques , il a
commis une erreur que je m'empresse de relever ici.
Lorsqu'il cite, page 417 , ce que j'ai rapporté sur le
croup des adultes , et notamment celui qui a fait
périr le général Washington , il me fait dire que cet
homme célèbre avait 48 ans. On voit pag. 9 de mon
introduction, et pag. 379 du texte où j'ai rapporté
l'observation toute entière , qu'il en avait 68. Mais
il est constant , d'après ceux qui ont écrit la vie de
Washington , qu'il est mort à 66 ans et 10 mois.
Rubini soutient avec raison l'assertion du Dr Locatelli dans sa lettre à Borsieri , à l'égard de l'opération de la trachéatomie. Tout a été éclairci , et j'ai
rendu , au médecin de Milan , la justice qui lui est due
(*Vide supra*).

Le grand nombre de saignées que l'on a coutume
de faire dans le Piémont, où, pour des maladies lé-
gères , on les porte de dix à vingt, et d'où résultent
de longues convalescences , des œdèmes et des hydro-
pisies, n'est pas la pratique dominante dans la capitale;
car , à part la maison des insensés , il n'y a point d'u-
niformité ni de système exclusif.

L'Académie royale des Sciences , favorisée par les

bienfaits du Roi, a publié jusqu'à présent 24 volumes in-4° de ses Mémoires. Elle continue à soutenir sa bonne réputation. C'est l'un des Corps savants les plus laborieux de l'Europe. Parmi les médecins Mrs Buniva et Rossi y occupent un rang distingué. L'abbé Vassali-Eandi, professeur de physique et secrétaire perpétuel, a souvent enrichi l'Académie par ses travaux et principalement sur la météorologie. Il a lu, dans une séance du mois de janvier 1819, un Mémoire intitulé : *La meteorologia Torinese ossia risultamenti di osservazioni fatte dal 1757 al 1817.* L'Académie possède, dans le local de ses travaux, de son musée et de sa bibliothèque, un observatoire fourni de tous les instruments nécessaires : on en construisait un autre sur le *Castello*, grand bâtiment isolé sur la belle place de ce nom. Il est aujourd'hui terminé ; mais l'Académie conserve le sien. Lorsque je les visitai, j'appris par Mr Vassali – Eandi, qu'une commission envoyée par cette compagnie pour explorer le *Mont-Rose*, sur la cime duquel personne n'a encore pu monter, était de retour, et je conversai avec l'un des membres. Tout ce qu'on se proposait d'examiner n'ayant pu être achevé, on a recommencé une autre excursion le 3 août 1821. C'est la troisième que Mr Zumstein y a faite. Le Mont-Rose est à vingt lieues de Turin, sur les territoires du Piémont et du Valais. Des neuf pointes ou aiguilles qui entourent son sommet, la plus haute est inaccessible. Mr Zumstein a monté deux fois sur la seconde ou la plus élevée des huit autres. Il a communiqué à l'Académie plusieurs observations sur différents points de physique, et notamment sur l'ébullition de l'eau. Il a aussi rapporté des objets d'histoire naturelle des trois règnes. On croit que la pointe, visitée par cet académicien, surpasse un peu la hauteur du Mont-Blanc, dont l'élévation au-dessus du niveau de la mer, est de 2446 toises ; mais celle qui est inaccessible, est de 45 toises environ plus haute que la précédente.

Ici se termine mon Voyage en Italie. Après avoir franchi les Alpes, j'ai séjourné aux eaux thermales d'Aix et de St.-Gervais en Savoie ; j'ai fait une excursion à Chamouni, aux Glaciers, etc. ; puis traversant la Suisse, j'ai visité des hôpitaux, divers établissements et les eaux thermales de Bade, canton d'Argovie. Enfin, de Schafhouse, je suis rentré en France pas Basle. Ma santé s'est trouvée meilleure ; des palpitations et des vertiges qui avaient compliqué mes anciennes infirmités ont disparu.

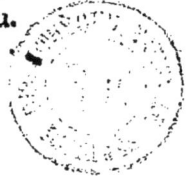

FIN.

www.ingramcontent.com/pod-product-compliance
Lightning Source LLC
Chambersburg PA
CBHW050120210326
41519CB00015BA/4036